AF435013

Francisco Sosa Cabeza

TIEMPO DE VIVIR.
TIEMPO DE MORIR

Reflexiones de un cirujano oncólogo sobre la vejez,
la enfermedad y la muerte en su oficio profesional

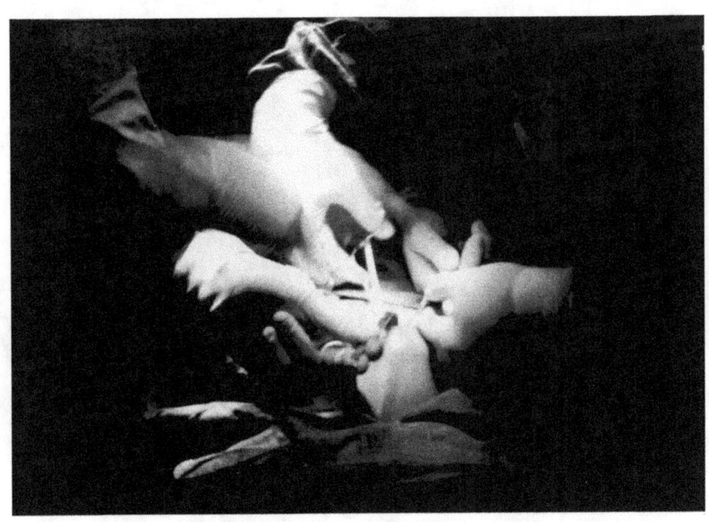

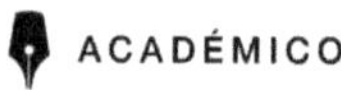

TIEMPO DE VIVIR. TIEMPO DE MORIR. 2024
© Francisco Sosa Cabeza

✉ drsosacabezacirujano@gmail.com

⬡ @drsosacabeza

© Rubiano Ediciones

⬡ @rubianoediciones

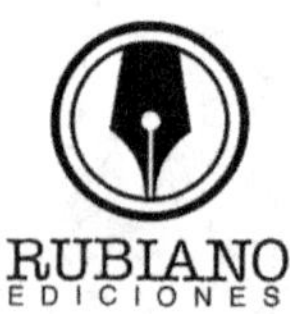

Depósito legal: CA2024000092
ISBN: 978-980-18-4539-3
Coordinación editorial: Elisabel Rubiano
Diseño gráfico: Carmen Maura Peralta
Corrección: Elisabel Rubiano y Richard Barrios
Fotografía de la portada: Francisco Sosa Cabeza

A cada uno de mis pacientes oncológicos y a sus familiares, quienes con sus vivencias, luchas y muertes motivaron estas reflexiones.

A mi padre, el doctor Francisco Sosa Moreno, quien murió hace mucho tiempo, pero que con su deseo y ánimo de vivir en sus últimos años, logró mostrarme que a la vida "se le exprime el jugo" y se "vive" hasta el último día, dejandome una huella imborrable.

A mi esposa, por todo su amor y apoyo incondicional: contigo todo es posible.

A mi amada hija, por recordarme a diario que el amor y la vida, más allá de la propia existencia, está en el milagro de la semilla que fructifica.

INTROITO

Hace unos años, en una reunión con familiares y otros colegas médicos, me preguntaron por qué me gustaba mi trabajo, si todos mis pacientes se morían. Eso me hizo reflexionar sobre mi profesión y acerca de cómo las personas en general e inclusive mis otros colegas visualizan con horror un hecho tan natural como es morir. Esas reflexiones me permitieron advertir la profunda ignorancia que rodea esta parte fundamental de la vida: la muerte. Cosa que es lamentable porque, si algo será seguro para todos, es que algún día moriremos. Así mismo, me permitió entender lo afortunado que he sido al tener, por mi especialidad oncológica, una relación médico-paciente única, que difícilmente pueden establecer con sus pacientes los médicos de otras especialidades.

Al contrario de lo que te enseñan o recomiendan durante la formación de médico de no involucrarte emocionalmente, estoy convencido de que en una buena relación médico-paciente es obligatorio que uno se implique con las vivencias, tragedias y alegrías de sus pacientes. Y, en el caso de la oncología, lo es aún más todavía, porque en estos pacientes, la posibilidad real de la muerte está siempre presente.

Me es imposible no recordar nombres de pacientes como Goyuria, Maka, Poncho, Gustavo y Rosario,

María y Azam, Graciela y Luis Alberto, Sr. Criollo, Sr. Brito, Sr. Torres, Sra. Alida, Sr. Suárez, Sr. Tortolero, Sr. Vilorio, Sr. Pérez J., Sr. Morales, y cientos de otros que no puedo nombrar por razones de espacio, pero que están siempre presentes en mi memoria. Agradezco a todos ellos haber compartido sus vivencias conmigo a lo largo de estos años, lo que me permitió un mayor aprendizaje y crecimiento como ser humano.

Algunos de estos pacientes ya no están físicamente, de corazón les doy las gracias una vez más y también a sus familiares. Creo que ha sido extraordinaria la relación con cada uno de ellos, todos tienen o se han llevado algo de mí y yo tengo o me he quedado con algo de ellos.

Es mi filosofía la de no guardarme nada y entregar todo lo que recibí antes, de alguna forma espero que con estas reflexiones pueda ser útil a muchas personas más, al compartirles las experiencias con mis pacientes creo daré algunas luces sobre ese final que a tantos preocupa y atemoriza.

DESDE LA VOZ DE UNA PACIENTE

Cuando el Dr. Sosa, mi doctor, me dio a leer el borrador de su libro me di cuenta realmente de cuán profundo era el lazo que une mi vida a la vida de este ser increíble y de lo inmensamente agradecida que le estoy, no solamente a él, sino a la vida por haberlo puesto en mi camino en un momento tan sorpresivo y estremecedor de mi existencia, el momento en el que de su propia boca tuve que escuchar que tenía un nuevo compañero de vida: el cáncer. Todo crujió, absolutamente todo crujió. Muchas otras veces había bailado con la muerte en una danza escogida por mí misma, pero esta vez la música la decidía otro, esta vez era diferente, el torbellino interior fue indescriptible, toda clase de sentimientos se entremezclaban con una velocidad y fuerza increíbles.

Fueron momentos en los que necesité un asidero al que aferrarme, un timonel que marcara el rumbo mientras amainaba la tormenta. Exactamente eso fue él. Necesitaba un profesional que hablara claro y seguro, que no disimulara y no me robara mi derecho a decidir sobre lo único que es realmente mío, mi vida, desde su principio hasta su fin, pero también necesitaba un amigo con el que pudiera hablar lo que con nadie más podía hacer, con algunos por miedo, con otros por ignorancia. Y en eso se convirtió, incondicionalmente, sin cuestionarse lo emocionalmente arriesgado que podía ser aceptar no a un paciente, sino a una persona como yo, exigente, extraña, comprometedora.

Se ganó mi confianza y mi respeto porque, a pesar de que muchas veces vi en sus ojos que mi proceso interior lo desconcertaba, seguía impertérrito al pie del cañón. Hemos pasado malos ratos juntos, pero, por encima de todo, hemos logrado hacer un idioma común gracias al cual nos hemos podido reír muchas veces de nosotros mismos, como dos grandes amigos, y eso es lo más importante, no tener solamente un brillante médico cerca, sino un amigo para el que uno no sea una historia clínica, sino la historia de una vida.

Goyu

PRESENTACIÓN

Durante todos los años de mi ejercicio profesional como cirujano general y oncólogo, he tenido que enfrentarme innumerables veces con situaciones de vida o muerte, vivir la extenuante y dura batalla de tratar pacientes con dolencias graves, compartir su día a día y luchar codo con codo con pacientes que muy frecuentemente mueren de su enfermedad.

Esto ha hecho que los especialistas que tratamos a diario a estos seres obligatoriamente tengamos una percepción de la vida y de la muerte diferente a la de la mayoría de las personas, y esto es así porque tenemos a la muerte siempre presente con nosotros, determinando en nuestra consciencia que la veamos como lo que realmente es, solo un paso natural dentro de nuestro tiempo de vivir.

He visto con asombro durante mi oficio profesional todo el drama y misterio que rodean al proceso de morir, el temor de la gente cuando se ve enfrentada con la posibilidad real de la muerte, bien sea la de su propia persona o la de un ser querido. La gente ha preferido siempre mantenerse al margen de ese momento y no pensar en ello, si bien todos tenemos en nuestra psiquis que eso sucederá algún día. De alguna forma, la imprecisión de no saber el momento exacto de cuándo, ni cómo ocurrirá esa muerte permite a la mayoría de las personas tolerar esa realidad que tanto les atemoriza y perturba.

Asombrosamente, los médicos, a pesar de toda la formación profesional que reciben, no logran escapar de ese temor visceral y sin excepción (por lo menos, al principio de sus carreras) y actúan como el resto de la población, con temores y prejuicios ante la muerte, por lo que en su ejercicio profesional muchos terminan siendo víctimas de sus propios miedos, ya que poco podrán ayudar a los pacientes y a sus familiares en una situación de muerte inminente cuando ellos mismos carecen de las bases para enfrentar estas difíciles situaciones.

Creo que esta poca tolerancia para manejar las situaciones de muerte de parte del personal de salud y de las personas en general probablemente esté relacionada con los extraordinarios avances de las ciencias y tecnologías en el último siglo, y de los cuales la medicina constituye uno de los principales abanderados, con enormes adelantos en sus distintas especialidades. Así, la humanidad dio saltos tecnológicos gigantescos, llevándonos a crear sociedades aparentemente más avanzadas, en las que los actos propios de la vida, incluyendo el acto médico, se fueron tecnificando y deshumanizando cada vez más, revolucionando y cambiando radicalmente nuestra manera de vivir, cambiando nuestras expectativas de vida y cambiando finalmente nuestra visión respecto a la enfermedad y la muerte. Con esta nueva óptica, perdimos la capacidad de aceptar la muerte como una situación que es parte normal de nuestras vidas.

Basado en el inmenso avance tecnológico de la medicina y en un ego sobrehumano, el hombre casi ha llegado a creer que podría mantener vivo a cualquiera y casi bajo cualquier circunstancia. De esta manera, la muerte empezó a desaparecer de nuestra vida cotidiana y dejamos de pensar en ella como algo natural y hasta necesario.

Asombra pensar cómo cambiamos durante el transcurso de una vida, pasamos a ver como hechos normales los nacimientos y las enfermedades en nuestro hogar, así como también lo era la muerte en su debido momento, es decir, cuando sucedía por causas naturales en un adulto maduro o anciano, hasta llegar a nuestros días, cuando prácticamente la totalidad de nuestros niños son traídos al mundo gracias a cesáreas, porque pocas mujeres pueden o quieren parir, y donde es casi inconcebible el que una persona muera naturalmente en su hogar, como ocurrió siempre o, por lo menos, como ocurría hasta hace una generación. En estos tiempos pareciera que, con los mayores avances tecnológicos de la humanidad, retrocediésemos como humanos individuales y perdiésemos nuestras capacidades fisiológicas, nos hacemos cada día más inútiles, más vulnerables y también más intolerantes.

Así es que todo paciente con degeneración o deterioro de su salud, como sucede en la senectud o debido a enfermedades en fases terminales, acaba en asilos, sanatorios o siendo hospitalizado hasta su muerte, porque la familia, hasta con el visto bueno del médico tratante, ve con horror la posibilidad de que muera en casa. Los pacientes moribundos muchas veces terminan fuera de su hogar, de su entorno familiar, aislados. En otras palabras: desechados. Se priva al paciente moribundo (que, por cierto, lo seremos todos en su debido momento) de cumplir y cerrar su ciclo vital con la dignidad propia que merece todo ser humano y no sin antes hacerlo pasar muchas veces por el vía crucis de un encarnizamiento terapéutico sin sentido, absurdo, que termina por acabar su poco tiempo vital mermando las reservas fisiológicas que restan del paciente y no permitiéndoles un estado de consciencia sobre su propia extinción. Así como también se agotan los recursos económicos de las familias o de las pólizas de seguros (en estos tiempos de medicina prepagada), cosa que muchas veces parece reñido con la ética de los profesionales tratantes y que deja al final un enorme sentido de frustración en todos los involucrados.

Lamentablemente, en algún momento de esa carrera y avance de nuestra sociedad, desviamos caminos y pensamientos, dejando atrás entre ellos la visión de lo que es una buena calidad de vida y también de una buena calidad de muerte, porque la muerte es parte fundamental de la vida misma, constituye su final, ya que somos finitos (nacemos, vivimos y morimos): porque no somos para siempre es que nuestra existencia tiene sentido, un «sentido extraordinario, único e irrepetible de cada segundo de nuestras vidas». En el último medio siglo dejamos de ver a la muerte como parte de un proceso natural y hasta necesario, pasando a mirarla más bien como el resultado del fracaso de la medicina, cosa completamente errada y absurda. Exponer de alguna forma lo equivocado de esta visión es la motivación principal de este trabajo.

El buen criterio de parte del médico:
realizar lo necesario sin olvidar no hacer daño.

¡Luz en sus manos!

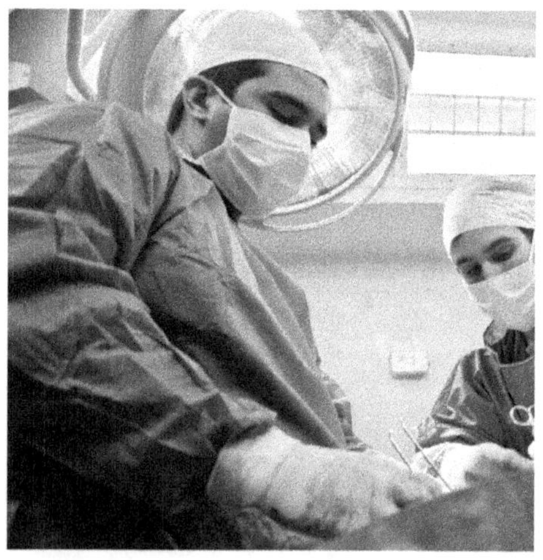

La cirugía. ¿Ciencia? ¿Arte?

¡El equilibrio de ambas es el secreto!

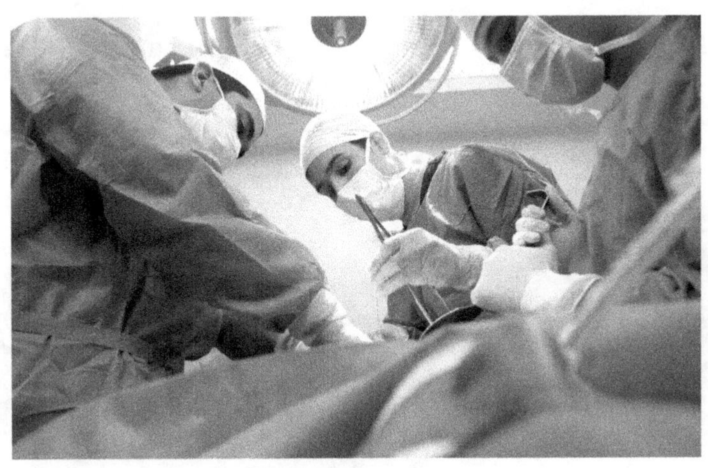

ENFOQUES DE LA MUERTE

¿Por qué morimos?

Enfoque fisiológico

Enfoque social

Medio social de la vejez, enfermedad y muerte

¿Por qué morimos?

Parece una perogrullada ese comentario, pero es así. Desde el mismo momento en que nacemos, ya tenemos edad suficiente para morir. Nada es tan democrático y justo como la muerte, porque nos alcanza a todos. Muchas veces, en conversaciones de fallecidos escuchamos: «¡Era tan joven para morir!», «Murió antes de tiempo» y expresiones similares, viendo a la muerte como un fracaso, una derrota, algo malo que sucedió.

Sí, en efecto, la muerte constituye un hecho lamentable cuando ocurre por una causa no natural, como acontece con los accidentes o con la violencia, y esto generalmente les sucede a los grupos de edades más jóvenes, lo que las hace pérdidas aún más dramáticas. Pero no podemos hablar de fracaso ante algo que es inevitable, como lo son las muertes por causas naturales, las cuales, por fortuna, en nuestra sociedad son la mayoría y suelen sucederse en los grupos de edades más avanzadas.

Toda muerte por causa natural ya estaba implícita en ese ser humano desde el momento mismo de su concepción, ya estaba escrita en esa miríada de bases que forman su ADN (ácido desoxirrinucleico) y que, alternándose en largas cadenas, constituyen sus genes con su código genético particular. Ahí, en el código genético, ya va escrito cómo será nuestra evolución en cuanto seres vivos, cómo será nuestra homeostasis o adaptación a nuestro medio, qué cualidades, qué enfermedades, qué degeneraciones tendremos y, por último, cómo y cuándo será nuestro final. Lo que muchos suelen llamar «el destino».

Tal vez, el único fracaso en nuestra vida sea cuando ese tiempo precioso entre nuestro nacimiento y la muerte lo gastamos solo existiendo, vegetando, sin haber sabido aprovechar el tiempo de vivir. Esto es lo más importante, saber vivir.

No importa lo mucho o poco de nuestro tiempo en este mundo, en cambio sí importa lo más o lo menos que dejemos de nuestra huella en él. Que la impronta de nuestra existencia empape a los demás y viceversa. La mayoría de las personas se pasan la vida temiendo reflexionar sobre el momento de enfrentar a la muerte. Esto ha sido un fenómeno registrado desde los inicios de la historia en todas las civilizaciones. Creo que el bálsamo contra ese temor del morir se logra desarrollando un sentimiento único que tenemos todos en nuestra vida y que no es más que el de trascender, dejar nuestra huella. Algo que de forma instintiva logran todos los seres vivos (incluyéndonos) a través de la reproducción, trasmitiendo la carga genética una generación más allá de la propia, y así sucesivamente. Sin embargo, nosotros, los humanos, con nuestro desarrollo intelectual y psíquico, necesitamos procesos más elaborados y que son canalizados a través de manifestaciones culturales, religiosas, artísticas, en fin, todo lo que permita al hombre trascender o ir más allá de su tiempo es de cierta forma permanecer vivo, la inmortalidad, como lo han logrado los grandes personajes de nuestra historia.

Estoy convencido de que el proceso de morir de cada persona se alimenta de la percepción que tenga de su propia vida. Por eso, cuanto mejor sea el balance personal de la vida desde el punto de vista emocional y espiritual, mejor será su tránsito hacia la muerte.

Enfoque fisiológico

Como en alguna oportunidad comentó el pensador norteamericano Carl Sagan, los seres humanos «somos polvo de estrellas», al igual que las estrellas y todos los cuerpos en el universo, no somos más que el cúmulo de miríadas de billones de átomos de carbono, hidrógeno, nitrógeno, fósforo, hierro y oxigeno que, a su vez, mediante uniones de elementos energéticos entre ellos, constituyen las moléculas de los distintos compuestos, que constituirán las bases de los nucleótidos, del ADN y finalmente de la célula y, por lo tanto, de toda la vida que existe, desde las formas más elementales unicelulares, hasta nosotros, que somos complejos seres multicelulares.

Como seres multicelulares que somos, estamos constituidos por billones de células, que forman los distintos tejidos, los que a su vez constituyen los distintos órganos, y estos forman aparatos y sistemas hasta componer el organismo total. Todas estas células se encuentran en un continuo proceso de muerte y regeneración. Es decir, estamos o permanecemos vivos porque todos nuestros tejidos están siendo sustituidos constantemente y con la sola excepción de las neuronas del cerebro, todas nuestras células permanentemente mueren y son sustituidas de inmediato por células nuevas. Esto sucede a diario en millones de células, al punto de que cada año perdemos por descamación kilos de células muertas de nuestra piel; de que nuestras heces lleven en más de un 70 % de su peso células muertas descamadas de nuestro tracto digestivo, de que la totalidad de las células de nuestra sangre —como los glóbulos rojos, blancos y las plaquetas— son sustituidas completamente cada pocos días y de que casi la totalidad de nuestras otras células corporales son sustituidas cada pocos meses.

Es decir, somos renovados (casi por completo) muchas veces durante nuestra vida, mediante un complejo proceso de reproducción de cada una de nuestras células somáticas o corporales, que al multiplicarse dan origen a una célula idéntica a su precursora. Y lo único que nos mantiene como nosotros mismos, nuestra esencia o, como dicen muchos, el alma, en vez de formar un nuevo individuo cada año, es nuestro cerebro y las vivencias en él almacenadas. Esa renovación celular es una constante lucha entre la vida y la muerte, determinando un muy frágil pero perfecto equilibrio. Los humanos y todos los demás seres vivos que han poblado este planeta no somos más que una colonia de muchos billones de células con tareas muy específicas y coordinadas hacia un mismo y principal fin: perpetuar la especie de la manera más eficaz posible. Es decir: replicar el propio sistema biológico y transmitir esa carga genética a la siguiente generación. En eso se traduce todo, en la transmisión de la herencia.

Desde el momento mismo del nacimiento de una célula nueva, ella tendrá su tiempo de vida ya predeterminado, durante el cual funcionará a la perfección, hasta que, llegado su momento (lo que es determinado por su código genético), le llega la muerte celular o apoptosis, que se produce cuando la célula, sin una causa aparente, inicia una serie de mecanismos que producirán su autodestrucción.

Todas las células del organismo sufren de esta apoptosis, la cual en casi todos los tejidos del organismo (excepto en las células del tejido nervioso central) es normalmente compensada por el proceso de multiplicación a partir de una célula precursora en el tejido, esto sucede mediante un complejo mecanismo que se llama mitosis para las células somáticas o corporales, existiendo también otro mecanismo de división celular muy complejo que se llama meiosis y que sucede en las células germinales de todos los seres que se reproducen por vía sexual. En este último caso, la célula rebaja su carga genética a la mitad, que estará contenida respectivamente en el espermatozoide del macho y el óvulo de la hembra, con la finalidad de que estas futuras células germinales, cuando se unan, aporten cada una la mitad de los genes, es decir una mitad por el padre y otra por la madre, dando posibilidad a combinaciones casi infinitas, por eso lo especial y único de cada ser humano.

Este complejo proceso de muerte y sustitución celular es determinado por la transcripción o lectura del ADN de nuestros genes, que se encuentran dentro del núcleo de nuestras células, distribuidos en largas cadenas dobles, enrolladas sobre sí mismas. Estas cadenas están formadas solo por cuatro eslabones, conocidos como bases purínicas y pirimídicas, que son: adenina-guanina y timina-citosina.

Estas simples cuatro bases constituyen el ADN de todos los seres vivos que habitan este planeta. El ser humano comparte un alto porcentaje con otras especies. Por ejemplo: compartimos más del 98 % de nuestro ADN con los demás primates (chimpancés, gorilas, orangutanes). Y hasta más del 90% con las ballenas. Pero lo más extraordinario es que nuestro ADN nos individualiza a cada uno de los seres humanos que poblamos este mundo, porque cada uno de nosotros somos únicos. Tenemos nuestro propio y exclusivo ADN. La alternancia de esos eslabones de nuestras cadenas de ADN lo determina todo. Por complejos procesos intracelulares la lectura de esas cadenas hará que se sinteticen proteínas dentro de la célula, que serán precursoras de una nueva célula mediante el proceso de mitosis.

Producto de estas mitosis tendremos nuevas células para la sustitución de las células muertas, degeneradas y dañadas de nuestro organismo.

Nombro específicamente estas tres situaciones con respecto a nuestras células porque el fino equilibrio entre estas situaciones es la diferencia entre estar vivo y saludable frente a la enfermedad y la muerte. Como bien nombramos, las células sanas cumplen su función durante un tiempo que está determinado exactamente por su ADN. Tras su vida útil, aparecen unos cambios degenerativos en su interior que llevan a la autodestrucción celular, conocidos como apoptosis.

Del mismo modo, en esos miles de millones de multiplicaciones celulares producidas normalmente para sustituir a las células perdidas se producen muchas veces errores de transcripción, saltos de la lectura exacta de la información de las cadenas del código genético, lo que se llama «mutación», condicionando la formación de células con errores, diferentes con respecto a su célula precursora, originando así células degeneradas.

Estas células con mutaciones originarán enfermedades y cánceres que nos afectan. Por fortuna, el organismo y sus sistemas de defensa son capaces de reconocer a estas células degeneradas y destruirlas inmediatamente. Existe la certeza de que cada día se libra esa batalla entre nuestro sistema inmunológico y las miles de células degeneradas mutantes, hasta que en cierto momento el sistema de defensa falla.

Hoy se sabe que todos tenemos dentro de nuestro organismo células cancerosas en estadios subclínicos y que, si viviésemos lo suficiente, más tarde o más temprano todos desarrollaríamos un cáncer.

Igualmente, en nuestra vida diaria, desde el momento de nuestro nacimiento hasta nuestro último día, estamos siendo sometidos a la mayor variedad de agresiones de todo tipo, que afectan y dañan nuestro organismo, nuestras células. Son agentes lesivos como radiaciones, traumas, agentes químicos, drogas, alimentos, así como el factor condicionante de lesión celular más importante: el tiempo. Estos producen cambios acumulativos en la célula y generan daños a nivel del metabolismo celular. Se piensa que estos daños acumulativos tienen relación con la mayor producción y menor depuración de radicales libres del oxígeno, propios de nuestro metabolismo aeróbico (a base de oxígeno), llevándonos al fin a un deterioro progresivo y mayoritario de nuestras células conocido como envejecimiento, del cual nadie escapa. Esta condición se acompaña de una serie de limitaciones físicas y derrumbe progresivo del vigor corporal, del que todos somos dolorosos testigos.

Tal vez el único consuelo final del envejecimiento sea el de saberse ganador en la carrera de la supervivencia, al lograr vivir tanto tiempo como podamos. Porque solo envejece el que no se murió antes. Envejecer debe considerarse un triunfo. Ser viejo significa que, además de poseer buena genética, se fue el que mejor supo adaptarse a su medio y a sus circunstancias. Desde el punto de vista de nuestra biología, el proceso de envejecer no es útil ya que, si bien tenemos una larga infancia y adolescencia, alcanzamos nuestra capacidad reproductora a mediados de la segunda década de vida, logramos nuestro apogeo físico-corporal entre los 20 y los 30 años y en promedio habremos alcanzado nuestra meta de transmitir nuestros genes antes de finalizar la cuarta década de vida. Es decir, que no habría razón biológica de vivir más allá de los cuarenta años de edad. Por lo tanto, solemos vivir el doble o más del tiempo que biológicamente necesitamos. Somos los mamíferos más longevos, junto con los elefantes, que por cierto tienen una estructura social muy parecida a la nuestra. Tal vez sea esta la razón de la similitud entre ambas especies.

Enfoque social

Evolución histórica de la vejez y muerte

Definitivamente, el proceso de envejecimiento y de nuestra larga longevidad tiene que ver con nuestro desarrollo cerebral y la complicada organización sociocultural que elaboramos. Desde la aparición de los primeros seres humanos en África, hace más de 4 millones de años, estos han ido en un progresivo aumento de su capacidad intelectual, desarrollo cerebral, que le fue permitiendo adaptarse cada vez más a su medio ambiente y llegar a transformarlo para su propio beneficio, hasta convertirse en la especie dominante sobre todas las demás.

Esta revolución cerebral, por así decirlo, lo cambió todo. El hombre acumulaba cada vez más y más conocimientos y estos, unidos a su capacidad de comunicación, le confirieron una mayor capacidad de enseñanza y de aprendizaje, lo que determinaría que le quedase mayor tiempo para otras actividades, más que la de solo sobrevivir. La vida fue progresivamente mejorando. Nos hicimos un ser social, pasando de un promedio de vida de solo 30 años en el hombre de las cavernas, donde no existía un mayor apego emocional entre los miembros de esas sociedades permanentemente ocupadas en cubrir sus necesidades básicas de alimentación, protección y reproducción, y donde no existen evidencias de algún apego con sus muertos, los cuales eran abandonados a la intemperie, como los otros animales, hasta evolucionar progresivamente y elaborar intrincadas interrelaciones entre las necesidades biológicas, emocionales y sociales de sus miembros, creando complejas organizaciones socioculturales, que permitieron una mejor adaptación a su medio circundante y, por ende, mejoró el promedio de vida y la posibilidad de envejecer, con las ventajas de aprender por mayor tiempo, acumulando más experiencias y disponiendo de tiempo para trasmitirlas.

Es aquí donde apareció una nueva figura, hasta ese momento inexistente, la de los ancianos. Cada vez más, fue posible para el hombre alcanzar con éxito edades más avanzadas. La posibilidad de envejecer, aun siendo inútil desde el punto de vista biológico, nos aportó una ventaja evolutiva más, ya que los más viejos, obviamente, serían los que contarían con mayores experiencias y conocimientos, existiendo la posibilidad cada vez mayor de trasmitir los mismos a la generación siguiente, con el respectivo progreso de esa sociedad, asentándose el papel preponderante de los ancianos dentro de su organización social. Es así como vemos el aumento del promedio de vida: desde los aproximados 30 años del hombre de las cavernas, al de unas dos décadas adicionales en la civilizaciones más antiguas, hasta finalmente llegar a los actuales 75-85 años de expectativa de vida al nacer en las sociedades más desarrolladas actuales. También, al elaborar tan complejas organizaciones sociales y culturales, cambió la visión respecto al trato que daban a sus muertos, pasando desde el abandono de los cadáveres a la intemperie por el hombre prehistórico al inicio de los primeros rituales funerarios hace aproximadamente unos 80-100 000 años, hasta alcanzar el máximo esplendor con la civilización egipcia hace unos 5000 a 3000 años.

La razón de vivir tanto, sin ser rentables biológicamente, estaba en la necesidad social de aportar nuestra experiencia a los demás. A lo largo de toda nuestra historia, los conocimientos eran aportados principalmente de forma directa, vertical, desde los de mayor edad y experiencia a los de menor edad. Asimismo, el manejo de la muerte, si bien era influenciado por las distintas creencias de cada civilización y sus culturas, en todas ellas esta era vista como una situación natural, porque era demasiado frecuente dentro de la sociedad, dentro del núcleo familiar.

Era normal ver morir a los miembros de la familia en el hogar, y todos tenían experiencia con algún familiar que hubiese muerto: todo el mundo veía morir en casa a los abuelos o a sus padres y nadie se traumatizaba u horrorizaba por ello. Existían los rituales funerarios por razones higiénicas y religiosas. Era natural que los padres procrearan proles abundantes y era entendible para ellos esperar que no todos llegasen a la edad adulta. Los ancianos eran venerados e importantes en su núcleo familiar, y morían en su casa, rodeados de sus familiares. Esto fue históricamente cierto hasta el último siglo, en que esta visión fue cambiando.

Medio social de la vejez, enfermedad y muerte

Algo sucedió en el último medio siglo, con respecto al manejo y trato de la vejez, así como de la tolerancia y visión de la muerte. El proceso de envejecimiento produce una serie de modificaciones y cambios en las características biológicas que, además de repercutir en las limitaciones físicas y emocionales propias, van a producir cambios en su medio de relación, en su entorno social.

La vejez es una época de la vida que teóricamente debería estar libre de presiones y de las obligaciones propias de nuestras sociedades, como son las laborales, las de crianza de los hijos, los compromisos sociales, deudas, etc. Constituye una etapa de la vida en la que, si se supo aprovechar el tiempo y se tomaron las debidas precauciones económicas, sociales, psicológicas y culturales durante las etapas previas más productivas, entonces probablemente se dispondrá de mayor tiempo libre. Este tiempo libre bien aprovechado puede ser extraordinario, un tiempo para invertir en otras actividades, a las que no podíamos dedicarnos durante nuestra juventud y/o adultez, un tiempo enriquecedor, que nos puede complementar totalmente y ser una gran fuente de felicidad.

Lamentablemente, en nuestra sociedad son muy pocas las personas que llegan a la vejez con un adecuado respaldo económico, social e inclusive psicológico-cultural que les permita enfrentar una vejez bien apertrechados. Tal vez por razones culturales, los venezolanos no hemos sido propensos a preocuparnos por las necesidades futuras, dejando muchas cosas al azar. Muchas veces creemos que jamás envejeceremos, que moriremos jóvenes o que siempre mantendremos nuestro vigor y capacidad productiva propias de la juventud, o que nos mantendrá alguien desde el punto de vista económico y emocional, bien sean nuestros hijos, familiares o inclusive algunos piensan que hasta el Gobierno.

También sucede con la muerte, que todos sabemos que está allí en el horizonte, aunque muchos simplemente preferimos no pensar en ello. Por lo tanto, el común denominador de nuestros ancianos es que llegan a este periodo de su vida sin reservas económicas que les permitan disponer del tiempo de ocio dorado del que hablamos antes. El respaldo o estatus social del anciano se ve muchas veces disminuido por el retiro laboral, la dependencia físico-emocional es frecuente y esto se agrava aún más cuando este escalafón social y familiar termina siendo arrastrado por la frecuente debacle económica y pasa a tener dependencia económica de otros. A todo esto, debemos agregar otra situación frecuente en el anciano, y es que durante su juventud y adultez no hizo mayor esfuerzo por desarrollar alguna actividad paralela a su entorno laboral, no cultivó actividades para su crecimiento intelectual y espiritual que le permitieran ir progresivamente llenando su tiempo de ocio, cada vez mayor. Las actividades de libre ejercicio, donde el adulto que avanza a la vejez será su propio jefe, serían las ideales, por lo que resulta importante irse planificando para ello, porque mientras más temprano se inicie por esa senda, mucho mejor le ira. No solo podrá mantener una actividad laboral y de distracción, donde no tendrá fecha de caducidad o jubilación forzada, que además de serle útil al mantenerlo activo desde el punto de vista mental y físico, le mantendrá independiente en lo económico y, por ende, en lo social.

De manera tradicional, todas las sociedades crearon fuentes de trabajo y propiciaron la actividad laboral mediante el empleo público o privado y, a su vez, crearon sistemas de resguardo, de protección, para el mantenimiento de las poblaciones ancianas, que después de largos años de trabajo pasaban a ser dependientes pasivos del aparato productivo de la sociedad, sistemas como el seguro social y de pensionados. Pero resulta que, con las poblaciones en proporción más ancianas cada día, mientras que los años de la vejez se prolongan cada vez más (por ejemplo: en Venezuela se manejan en algunos organismos públicos como universidades y Sanidad, por nombrar algunos, edades de jubilación de 55 y 60 años respectivamente o, peor aún, al cumplir 25 años de actividad laboral, por lo que se logra ver jubilados con menos de 50 años de edad), y con expectativas actuales de vida de esa población jubilada de 20 o 25 o más años adicionales, la vejez se hace muy larga, más de lo que se calculó cuando se establecieron esas leyes laborales, por lo que la carga social de la población anciana o jubilada es cada vez mayor, trayendo como consecuencia el fracaso de los sistemas de seguridad social. Este fenómeno sucede hoy en todo el mundo, incluso es más acentuado en los países más desarrollados, como los europeos. Por eso, el panorama para las poblaciones ancianas que no se procuren su propia protección económica, social y física-emocional en un futuro cercano no se vislumbra esperanzador.

Otra de las cosas que deberían propiciarse en la población adulta en general, pensando en esa futura calidad de vida durante la tercera edad, serían las actividades sociales, recreativas y artísticas de todo tipo, como lo pueden ser la lectura, la escritura, la pintura, la fotografía, tareas manuales de todo tipo, la jardinería, el excursionismo, las deportivas de bajo impacto, los *hobbies* varios, los viajes, etc. El problema estriba en que estos son gustos que deben ser cultivados desde la juventud para poder disfrutarlos en la vejez, por ejemplo, si una persona no tuvo el hábito de la lectura en su vida, le será prácticamente imposible tomarle el gusto en la vejez. Esto se aplica para cualquier otra actividad a realizar.

Por último, probablemente lo más importante es invertir nuestro tiempo, la mayor cantidad posible, en la familia, en el amor de todos, porque en la familia se cosecha lo que se sembró a lo largo de la vida. Si se hizo el bien, se cosechará amor, cariño y respeto, ese hombro donde apoyarnos durante nuestra ancianidad, que será cuando más lo necesitaremos.

Como para las demás etapas de la vida —juventud, adultez y madurez—, también es muy importante prepararse para la vejez, porque esta puede ser una época de disfrute, inclusive de tanta felicidad como las etapas anteriores. Pero también, sin las previsiones que ya comentamos, puede ser una época terrible y de mala calidad de vida. Además de lo nombrado, en estas últimas décadas también aparecieron otras circunstancias que han atentado contra la calidad de vida, de la visión que se tiene de la vejez y su frecuente acompañante: la enfermedad. Tal como en su momento dijimos, la vejez es inútil desde el punto de vista biológico, pero necesaria en cuanto a la forma que encontró la sociedad para almacenar y transmitir los conocimientos y experiencias a las nuevas generaciones. Hoy a la vejez podríamos declararla como inútil para la función social que la hizo posible, y lo más contradictorio aún es que hoy, gracias a los avances científicos y tecnológicos de la sociedad y de la medicina, se puede prolongar la vejez como nunca antes.

Con respecto a la prevalencia de los ancianos como actores fundamentales en nuestra sociedad, estos han desaparecido abruptamente. Es doloroso entender que su papel en la trasmisión de conocimientos y experiencia a los demás juega cada vez un papel menor. Nuestros sistemas para almacenar información básica y conocimientos imprescindibles para la supervivencia individual y colectiva ya no pasan por la experiencia de los ancianos, así que estos han dejado de ser útiles. Los cambios tecnológicos tan acelerados propios de nuestra época actual, que permiten obtener información inmediata, en tiempo real, de todo lo que sucede globalmente, hace que los adultos mayores queden rezagados en esta carrera neurótica contra el tiempo, llegando a ser vistos como obsoletos y prescindibles por sus menores, en otras palabras: un estorbo.

De esta forma, la habitación del hogar que antes se reservara para los abuelos ahora la ocupan un televisor o una computadora, y también a estos aparatos se les dedica el tiempo que antaño era para ellos. En nuestro progresivo proceso de deshumanización, la mayoría perdió el interés de involucrarse con nadie.

Hoy, lamentablemente, a la mayoría no le interesa la experiencia emocional de los demás, solo busca aquello que, desde una perspectiva material, le facilite la subsistencia. En este aspecto, el anciano o adulto «más vivido» del mundo, con la mayor experiencia, no puede competir con la información accesible en internet en una hora de conexión.

Igualmente, nos cambió la visión de la muerte. Como ya comenté en la introducción, en apenas una generación pasamos de vivir la experiencia de la muerte de nuestros seres queridos y, por consiguiente, de la propia como un hecho natural, al de una situación intolerable, rodeada de un temor irracional y absurdo. Ahora nadie quiere que el enfermo se muera en casa, incluso si es el ser más querido. Pareciera que, además de temor irracional al muerto, hubiese también un sentimiento de asco a la muerte y todo lo que esté en contacto con ella. (Por ejemplo: Nadie se atreve a dormir más nunca en la cama donde murió el abuelo y, de seguro, la misma rápidamente es desechada, a ser posible). Es común ver los intentos por sacar el problema de casa al trasladar al anciano o paciente moribundo a un asilo, hospital o clínica.

Tristemente, será muy frecuente observar en estos tiempos las excusas más inverosímiles para escurrirse del problema, como: crisis de nervios por atender al anciano o moribundo, traumas psicológicos de los niños por ver la posible muerte de seres queridos, excusas laborales, faltas de conocimientos especializados, etc. De esa forma, mucha gente busca resolver la perturbadora situación de tener al anciano, enfermo o paciente moribundo en casa, con los conflictos y demás trastornos que los rodean. Lo que queda es brindar la mayor información posible, enseñar con el ejemplo, lograr que se conozca el significado de la empatía, y de que esa empatía más caridad, sea más fuerte que los temores y prejuicios.

PERSPECTIVA ANTE UNA MUERTE CERCANA

El médico ante la muerte

¿Cómo dar las malas noticias?

Reacción del paciente a las malas noticias

La familia del paciente terminal

El médico ante la muerte

Como he comentado antes, todas las personas vivimos con el pleno conocimiento de ser mortales, de que algún día moriremos y todos de alguna forma buscamos algún mecanismo psicológico de defensa para tolerar esa realidad. Los médicos no nos escapamos a esos temores, por lo que situarse cara a cara con un pariente moribundo y acompañarle en su último trayecto de vida, puede ser un trago amargo.

Hay que tener presente que, para soportar la muerte de otro, debemos enfrentarnos con nuestros sentimientos, nuestros miedos, que nosotros mismos adoptemos una posición clara frente a la muerte, ya que es imposible que hablemos de esta y manejemos a los pacientes con enfermedades terminales y moribundos si antes no estamos preparados para enfrentar nuestra propia extinción. Cuanto más controlemos esa batalla interna, personal, mayor será la ayuda que podremos brindarle al paciente terminal. Los médicos, y todas las personas en general, deberíamos sacar un momento diario en nuestras vidas para pensar acerca de la muerte, de los temores alrededor de ella, cómo creen que puede ser esta, qué les gustaría decirles a sus seres queridos, cómo dejarían todo en orden, etc., pues estas son preguntas que con frecuencia hacen los pacientes y sus familiares y requieren preparación para responderlas. Así, seguramente, seríamos mejores médicos y personas. Existe un dicho hindú que refleja una forma de pensar que deberíamos tener presente siempre los médicos o, mejor dicho, todos aquellos a quienes la muerte permanece sentada a su lado: de esta manera, cuando necesites hacer las cosas importantes, ella te dará la fuerza y el valor necesarios.

En general, entre los programas de educación médica de Venezuela y del mundo está que tradicionalmente se ha ofrecido muy poca información a los estudiantes de medicina acerca de los pacientes moribundos y de la muerte. Quizás ahí resida parcialmente el germen de la actitud impersonal e indiferente adoptada por muchos médicos ante el paciente incurable o terminal. Así sabemos que la principal causa de abandono terapéutico por parte del médico tratante es el temor a enfrentar la muerte del paciente.

La experiencia de morir se halla más allá de todo esfuerzo racional de comprensión, ya que este es un acto íntimo y solitario.

Nadie puede morir por otro, y nadie nos puede contar y enseñar por sus experiencias pasadas. No aprendemos a morir. De paso, a los médicos nos enseñan en la facultad a luchar contra la muerte, no a aceptarla como una experiencia fundamental y necesaria, parte de nuestro tiempo de vivir.

Los médicos, durante nuestra formación, aprendemos a obtener las gratificaciones de nuestra labor mediante el disfrute y regocijo interior al confirmar la emisión de diagnósticos correctos y la comprobación de nuestros éxitos terapéuticos, mediante la curación del paciente. A tal punto, los médicos estamos tan orientados a lograr la restitución de la salud de nuestros pacientes que nuestros éxitos como tales los solemos medir, y nos los suelen medir las comunidades donde trabajamos, por los resultados obtenidos con los pacientes. Esos éxitos terapéuticos son medidos por el grado de recuperación logrado o la curación total de los mismos. Por eso, cuando el paciente no mejora o, lo que es peor, se agrava y termina muriendo a pesar de todos nuestros esfuerzos, la situación se vuelve ingrata, difícil de tolerar, y muchas veces el médico suele experimentar una sensación de fracaso ante el paciente, sus familiares, la sociedad y ante él mismo.

Si a ello agregamos el mayor optimismo y la mayor confianza en la medicina moderna por parte de médicos y profanos que, con todos los avances de las últimas décadas, han hecho a los médicos creerse seres casi infalibles, capaces de poder triunfar siempre sobre la enfermedad, y casi también sobre la muerte, esto ha llevado a la gente común a desacostumbrarse a un hecho tan normal de la vida como lo es morir. Entonces se entenderá lo difícil que se ha hecho el manejo de los enfermos terminales y moribundos en nuestras sociedades actuales. Difícil, porque a los médicos nos vuelve a nuestra realidad humana, falible, terrenal, que, como un bofetón, nos muestra que no podemos cambiar el curso natural de las cosas, y a las personas en general tampoco, porque les muestra su cruda naturaleza mortal, finita, temporal, que no somos nada, solo polvo, como dice la Biblia. La solución a esta problemática está en meditar sobre la muerte de los demás, que es el mejor camino para hacerlo sobre la nuestra propia: esto nos ayudará a aceptarla y verla como lo que es, un proceso natural, parte de nuestro tiempo de vivir, el final.

¿Cómo dar las malas noticias?

Primero, definiremos lo que es una mala noticia. Esta puede definirse como aquella información que modifica de manera radical e inesperada las expectativas que tiene un individuo acerca de su porvenir. Tanto peor será esa noticia cuanto más divergente o diferente sean las expectativas de futuro esperadas por la persona, de las nuevas expectativas que le plantea esa nueva realidad. La mala noticia médica afecta al paciente en su totalidad, y este deberá iniciar un proceso de adaptación al nuevo estado en el que se ve ubicado repentinamente. Normalmente, los encargados de dar esa mala noticia son los médicos que, como dije anteriormente, suelen estar muy bien preparados para hablar de tratamientos y curaciones, pero no lo suelen estar para dar las malas noticias.

Este momento crítico de información crea un estado general de gran ansiedad para todos. Por un lado, el médico debe afrontar su propia ansiedad ante la muerte y el fracaso de su medicina, que es incapaz de curar al enfermo. Además, debe estar en condi-

ciones de soportar ser el blanco de la ira, incredulidad, rechazo y demás reacciones emocionales que
despierta en sus interlocutores al momento de dar
las malas noticias. Desde el momento mismo en que
se inician las evaluaciones médicas que finalmente
llevarán al diagnóstico y a la mala noticia, se inician
una serie de cambios y trastornos en la psiquis del
paciente y de todos los familiares relacionados, un
estado de ansiedad que lo produce la incertidumbre
y el miedo irracional a lo desconocido, el cual, asombrosamente, mejorará al disponer de la información
exacta de lo que sucede. Por muy dura que sea la
información, siempre es peor la incertidumbre, no
saber qué es lo que pasa.

Es muy corriente que haya una ansiedad general
en el paciente y en todos los que lo rodean durante
todo el tiempo previo a conocer la información exacta, antes de que reciban la mala noticia. También, que
exista presión por parte de los familiares, que quieren saberlo todo y muchas veces pedirán al médico
que le oculte la verdad al paciente, supuestamente
para protegerlo. Frases como: «Doctor, no le cuen-
te la verdad a mi madre, porque se muere» o «Si se
lo dice, no lo va a aguantar» serán muy frecuentes
de escuchar, pero no se debe caer en ese error y
ceder a las presiones familiares, porque, de hacerlo,
pondríamos en marcha una conspiración de silencio
que, con seguridad, hará más daño al paciente y más
tarde lo lamentaremos.

A pesar de la creencia popular de que, al conocer
un paciente su diagnóstico terminal, este se muere

más rápido, ¡eso no es cierto! A decir verdad, nunca he visto un paciente que se muera de la impresión y, por fortuna, tampoco he visto que se suicide al saber la verdad, a pesar de que está descrito que ocurre, pero no en los inicios de las enfermedades malignas, más bien ha sido descrito de manera excepcional en fases avanzadas de la enfermedad, y casi siempre por manejo inadecuado del paciente. La verdad es que, cuando el proceso de comunicación médico-paciente se ha establecido correctamente, la información o mala noticia dada por el médico, más que contraproducente, produce alivio, ya que después del *shock* inicial la mala noticia termina siendo liberadora de la terrible incertidumbre de los días previos. El secreto radica en cómo se dice la mala noticia.

Lo que sí resulta fundamental es que nunca debe quitársele la esperanza al paciente, ni la posibilidad de mejoría, siempre haciendo énfasis en la necesidad de luchar y poner todo su empeño para tener una buena calidad de vida y la mayor recuperación posible. Cuando el paciente conoce la causa y características de su enfermedad disminuye la ansiedad y se prepara mejor para encarar su nueva situación.

En lo personal, estoy convencido de que la autonomía de una persona dependerá de lo que conozca de sí misma, así que ocultar la verdad a un paciente con una enfermedad terminal implica faltarle el respeto y constituye un insulto a su inteligencia, así como vulnerarle su derecho a la verdad sobre su salud, lo cual es condenado por el código deontológico venezolano, aparte de que no tiene sentido ocultar lo inocultable, porque, cuando progrese su enfermedad, él mismo se dará cuenta de su estado terminal, perdiéndole la confianza a su médico, deteriorándose la relación médico-paciente de manera definitiva y, lo más grave, haciendo perder al paciente un tiempo valiosísimo para tomar todas la decisiones que le competen.

Así mismo, le imposibilitaríamos vivir la última etapa de su vida con el protagonismo que le corresponde a cada uno, y que solo es posible cuando uno sabe lo efímero de su tiempo de vivir. Por esa y muchas razones más, no debe ocultársele nada al paciente, ya que durante este tiempo en el que el paciente sabe la verdad, él va a pasar por una serie de etapas de adaptación que son necesarias para adquirir consciencia de su propia y próxima extinción, donde finalmente el paciente llega a aceptar a la muerte como algo natural y hasta necesario. Comúnmente, veremos cómo el paciente termina cambiando la forma de relacionarse con su entorno, cambia su relación con su medio, con la pareja, con los parientes y amigos, etc. Cambiarán las cosas de importancia para él, lo que era importante antes, ya no lo será y viceversa.

Inclusive, si la adaptación es adecuada, será capaz de entrar en un nivel de intimidad, sinceridad y cercanía emocional que quizás nunca tuvo antes con los suyos, que ahora le servirá para vivir la última parte de su vida con la máxima riqueza y bienestar posible. Convencido como estoy de que siempre se le debe decir la verdad al paciente, también tengo claro que el secreto del buen manejo de esta etapa, de la adecuada relación médico-paciente terminal, está en cómo decir esa verdad. Aquí entran en juego o se pondrán en evidencia las virtudes o faltas del médico tratante en cuestión. Deben existir: compasión, persuasión, respeto por la dignidad del paciente y escogencia de la oportunidad y lenguaje adecuado para hacerlo. Eso es parte del arte de la medicina. Constituye un arte el saber comunicar al paciente y a sus familiares lo fundamental, sin contradicciones, con conocimiento y seguridad de lo que se dice, pero decir la verdad no puede, ni debe, ser sinónimo de una exposición francamente brutal, fríamente técnica, concisamente cruel. Debe hacerse con sinceridad y saturada de compasión, nunca acabando con las esperanzas del paciente, *donde el realismo debe ser suavizado con optimismo y la veracidad con caridad.* Basta meditar un poco para aceptar sin restricciones que caridad y verdad (calificadas como mandamientos divinos) no pueden hallarse en conflicto. Por eso siempre hay que decir: verdad + caridad, ahí está el secreto.

Reacción del paciente a las malas noticias

Cuando una persona es informada por su médico de que padece una enfermedad terminal, se produce una intensa reacción emocional. Al *shock* e incredulidad inicial le sigue una fase en la que se entremezclan: ansiedad, irritabilidad, insomnio, pérdida del apetito, depresión e incapacidad para realizar las labores cotidianas, síntomas que son lógicos y característicos del proceso de adaptación a su nueva realidad. Esta etapa de *shock* inicial, en la mayoría de los pacientes suele remitir en un tiempo de 10 a 15 días promedio, aunque es habitual que el cuadro ansioso permanezca por meses o incluso el resto de la vida del paciente.

Así como estamos claros de la diversidad de maneras de pensar y de vivir de los seres humanos, resulta obvio que no todo el mundo reaccionará de igual forma al diagnóstico de una enfermedad terminal; pero existen una serie de fases o etapas por las que suelen pasar todos los pacientes y que fueron primeramente descritas y sistematizadas por la investigadora Elizabeth Kubler-Ross, aunque no todos los pacientes recorren todas estas etapas ni en el orden cronológico descrito, ni con la misma intensidad.

Las etapas descritas son:

Etapa de negación y aislamiento

Esta es la reacción inicial al *shock* que deriva de la mala noticia. El enfermo y sus familiares se niegan a aceptar la realidad. Frases como: «No puede ser cierto» o «Seguro que es un error» y «Se equivocó el médico» serán frecuentes de escuchar.

Característicamente, suelen buscar otras opiniones médicas (especialistas famosos, videntes, curanderos, etc.). Se aferrarán a cualquier resquicio de duda para apartar de sí la mala noticia.

Hay que entender al paciente y dejarle abierta la posibilidad de esa segunda opinión, sin ofenderse. Pero hay que advertirle de los riesgos de encontrarse con personas inescrupulosas que le digan lo que quiere escuchar para hacerle perder tiempo, dinero y las esperanzas, finalmente. Este mecanismo de defensa del paciente suele verse exagerado en aquellos que reciben las noticias de manera brusca o no fueron preparados de forma adecuada durante la etapa previa al diagnóstico. También dependerá de la madurez emocional del paciente. Al final, el paciente abandona este mecanismo de defensa y adopta otros mecanismos menos radicales.

Ira e irritación

Aparece cuando el paciente, obligado por su propia realidad, no puede mantener por más tiempo la negación. Aparecerán la ira, la rabia, la envidia y el resentimiento. Se pueden escuchar frases como: «Por qué a mí», «Por qué no a fulano, que no se cuidaba». Esa ira suele ir dirigida contra alguien del entorno cercano, intentando buscar un culpable de su situación. Aquí el médico debe ser lo más cuidadoso y explicativo posible, debe tener paciencia y actitud de empatía. Por fortuna, suele ser una fase corta en el paciente.

Pacto

Al llegar a esta fase, el paciente intenta negociar con todo el mundo, con sus médicos, familiares, con Dios, santos, curanderos, etc., con la idea de así poder obtener una nueva oportunidad, a cambio de las promesas más diversas. Suele ser la etapa más peligrosa que atraviesa el paciente, porque es reflejo de un desespero por su realidad, de la que no puede escapar, y en él anidan dinámicas de pensamiento mágico e irracional. Por suerte, suele ser una fase corta y oculta para el entorno que no es de su confianza y hasta para su médico. Suele ser oculta sobre todo en los pacientes con mayor nivel cultural, porque los avergonzaría, de hacerse pública. Es la etapa donde fácilmente pueden ser víctimas de los inescrupulosos que buscan lucrarse con sus esperanzas.

Depresión

Esta etapa aflora cuando al enfermo le resulta imposible negar lo evidente. Es el momento de reflexionar sobre la vida pasada, las repercusiones de su próxima muerte en su entorno (familia, trabajo, amigos). En esta etapa suele verse un cambio en el carácter de este, Aparecerán retraimiento, baja autoestima, baja tolerancia al sufrimiento, sentimiento de abandono, sensación de pérdida. Es importantísimo estar dispuesto a escucharlo, brindar apoyo y refuerzo emocional. Esta etapa nos recuerda la principal razón por la que la gente necesita transitar por su proceso de morir junto a los suyos, arropados por el afecto y la comprensión de quienes han sido parte de su vida.

No se debe cometer el error de estimular al paciente a que mire el lado alegre de las cosas, porque sería irrespetuoso, y significaría que no debe pensar en su muerte inminente. Sería absurdo pedirle que no esté triste. En esta etapa, el paciente ya es consciente de que está a punto de perder todas las cosas y a las personas que quiere. Debemos facilitarle que sea capaz de expresar su tristeza, su dolor, que la llore si lo desea, de esta forma encontrará mucho más fácil la aceptación final.

El final de esta etapa, serán los momentos cuando empieza a ocuparse más de lo que le espera que de lo que deja atrás. Son momentos en los que la excesiva intervención de familiares y visitantes tratando de animarle pueden dificultar su preparación psicológica, por lo que se deben limitar las visitas solo a las de su íntimo deseo.

Aceptación

Es la etapa final del paciente terminal. En esta, el enfermo ya reconoce plenamente su situación y la inevitabilidad de su muerte. Y, como claramente expone la autoridad en la materia, Elizabeth Kubler-Ross: si un paciente ha tenido bastante tiempo y se le ha ayudado a pasar por las fases anteriores, llegará a esta fase de aceptación, en la que su muerte no le deprimirá ni le enojará. Habrá podido expresar sus sentimientos anteriores: su envidia a los sanos, su ira contra los que no tienen que enfrentarse a su fin tan pronto, habrá llorado su pérdida y contemplará su fin con relativa tranquilidad. Estará cansado y débil.

En estos últimos momentos de su existencia, suele desear que lo acompañen solo sus seres más cercanos, los más queridos, que no lo agiten con noticias del mundo exterior que ya no interesan. Generalmente no tiene ganas de hablar. Acompañarlo en silencio puede ser tranquilizante para él y hacerle sentir que no está solo para entrar en su agonía final.

La familia del paciente terminal

Los familiares constituyen un elemento esencial en el manejo del paciente terminal. Debido a su cercanía afectiva, ellos también van a pasar por todas las etapas que sufre el paciente (negación, ira, pacto, aceptación). Los familiares juegan un papel fundamental, ya que es en sus manos donde recae la mayor parte de la responsabilidad de los cuidados de los enfermos que serán atendidos en sus domicilios. Los familiares constituirán el apoyo psicológico, social, afectivo y espiritual del paciente, serán los que estarán permanentemente acompañándolo, es por eso que, así como ellos vivan la situación, la asimilen, como actúen durante esta etapa crítica, asimismo influirán en la forma como la manejará el paciente terminal.

Por esto, los médicos que manejamos pacientes en fase terminal debemos tener claro que no solo trataremos al enfermo, sino que sus familiares también serán un potencial objetivo terapéutico. Debemos asegurarnos de que los familiares (sobre todo los más cercanos, los que tomarán decisiones sobre el paciente) superen a la mayor brevedad esa fase de *shock* inicial, asimilen y manejen la mala noticia de su ser querido y respondan con la mayor madurez emocional, porque cuanto mejor y más pronto estén adaptados a la realidad que se les avecina, serán de mayor utilidad a su familiar y al médico tratante, y podrán servir como parte del equipo multidisciplinario que cuidará al enfermo.

La negación o resistencia por parte de los familiares a aceptar el diagnóstico (un mecanismo de defensa) puede ser altamente perjudicial para el enfermo porque, como suele suceder con los pacientes incurables o terminales después del diagnóstico, el resto de su vida cambia para siempre, y el apoyo familiar les resulta fundamental para poder enfrentar su situación. Aparte de todo lo dramático que significa para el paciente verse enfrentado a la posibilidad de su muerte en poco tiempo, su mundo cambia, se produce una verdadera revolución en cuanto a su vida en relación con su entorno y con su familia.

En el núcleo familiar suelen sucederse cambios en los roles jerárquicos y muchas veces el paciente (con su visto bueno o no) es desplazado de su control, incluso de su autonomía, por lo que generalmente las decisiones importantes ya no las tomará él. Esto hace que el poder de tomar decisiones recaiga en algún familiar principal —o en varios—, por lo que es fundamental que este sea el más maduro desde el punto de vista emocional, el idóneo, para que sus decisiones sean las que brinden mayor beneficio al paciente, y así evitarle mayores sufrimientos.

La negación por parte de los familiares de la situación, de la realidad del paciente, suele acarrearle al enfermo un largo peregrinar y un verdadero vía crucis, será valorado por innumerables médicos especialistas, curanderos, homeópatas, brujos y cualquier otro que le brinde alguna posibilidad, que les diga lo que con desesperación buscan y quieren oír, una esperanza. Lamentablemente, en este momento el paciente y sus familiares son más vulnerables a cualquier estafa de personas inescrupulosas que les venderán esa idea de una cura milagrosa, que lo único que les hará es perder tiempo y dinero, perpetuará la ansiedad de todos al verse la nula mejoría, para finalmente acabar con sus últimas esperanzas en una gran frustración y un mal final.

En estos momentos, a nosotros, como médicos, nos corresponde ser lo más ecuánimes posible, claros al explicar, caritativos y tolerantes, porque muchas veces veremos en las etapas iniciales reacciones desmedidas de los familiares, con sentimientos de cólera e ira (por ejemplo, contra el enfermo, por negligente o descuidado, o contra los médicos por incapaces de curarlo); hay que intentar entenderlos y tener empatía. La solución para que todo termine de la mejor manera posible es que seamos lo más honestos posible en cuanto a la información que trasmitamos tanto al paciente como a sus familiares, no tener miedo de dar la información veraz, ni dejarse llevar por presiones familiares. Por experiencia, sé que nadie se muere en la víspera, ni de la impresión por la mala noticia, y menos por algo que muchas veces ya desde tiempo antes se sospechaba y producía angustia. Muy al contrario, he observado que conseguir la información completa termina siendo liberador para el paciente y sus familiares.

Debemos ser lo suficientemente acuciosos para identificar de manera rápida al familiar principal, el más maduro, el fuerte, el que será capaz de llevar el timón del barco durante la tormenta que se avecina. Al identificar a este familiar, debemos darle su lugar preponderante, apoyarlo para que no se establezcan conflictos entre ellos, volviéndolo así el principal colaborador del equipo médico y el portavoz entre los médicos y el resto de la familia. Así evitaremos que haya opiniones diversas a la hora de tomar las decisiones importantes, porque, como se sabe, opiniones diferentes darán como resultado interpretaciones diversas de los consejos médicos, más errores o equivocaciones y, por supuesto, más sufrimiento para el paciente. Con el debido tacto, nuestra función principal será la de hacerle disponible a la familia toda la información específica sobre la enfermedad de su ser querido, por supuesto que utilizando, siempre que se pueda, al familiar principal como portavoz, desde los inicios de la enfermedad y en todo lo relacionado con la evolución de esta; inclusive, a su debido tiempo, también deberá explicársele hasta los aspectos burocráticos de la muerte (trámites administrativos, certificados de defunción, manejo con funerarias, etc.).

Esta información detallada a los familiares no solo servirá para que estos cumplan bien con su papel de cuidadores del enfermo (como parte del equipo que atendió al paciente), sino que también esta información cumplirá una función terapéutica sobre estos, ya que les disminuirá la incertidumbre, la ansiedad, y les permitirá sentirse útiles y cercanos al enfermo. Sentirán que hicieron lo que debían.

Concluiremos que, si bien la manera de enfrentar la propia extinción será resultado de la madurez emocional que tenga la persona enferma, obviamente esta actitud será en gran manera influenciada por su entorno familiar. Por eso, es útil recordar a los familiares ciertas actitudes que hay que adoptar cuando acompañemos a nuestros seres queridos terminales:

- No dejar que el paciente se aísle.

- Permitirle al paciente y a ellos mismos expresar los sentimientos.

- No sermonearle ni enfadarse con el paciente si este no enfrenta su enfermedad como quisiéramos.

- Tocarle, expresarle cariño.

- Llamarle antes de visitarlo, para ver si está de ánimo ese día. Respetar sus momentos de introspección.

- Ser compasivos, pero no hacerle sentir lástima.

- Respetar su dignidad.

Aferrándose a la vida

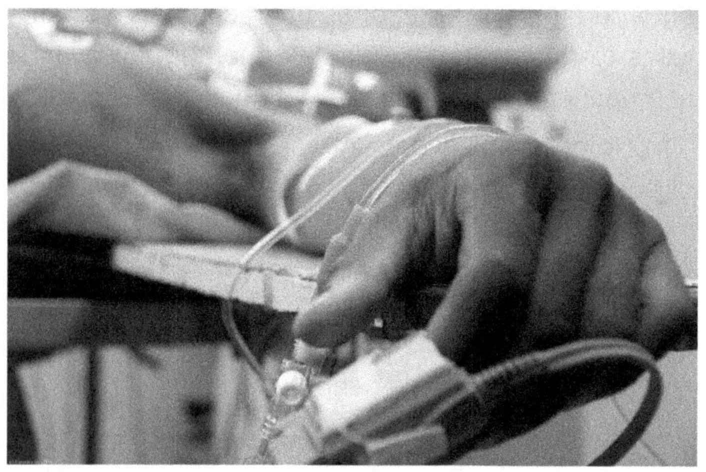

UNA MUERTE DIGNA

Derecho a una muerte digna

¡No al encarnizamiento terapéutico!

Manejo del paciente terminal

Tratamiento del paciente agónico

Manifiesto de voluntades. Testamento vital

Derecho a una muerte digna

Según el Diccionario de la Real Academia Española, la palabra «digna» (proviene del latín *dignus*) es un adjetivo que significa: «merecedor de algo o correspondiente o proporcionado al mérito o condición de alguien». Significa también que puede aceptarse o usarse sin desdoro o de calidad aceptable. Entendiendo el desdoro como menoscabo en la reputación, fama o virtud. En otras palabras, una muerte digna se correspondería con una muerte acorde a la condición humana del individuo, de calidad aceptable, sin menoscabo de la virtud o calidad de vida tenida o vivida por esa persona. Es de suma importancia saber esto porque, si bien todos tenemos clara la idea de una buena vida, muchos familiares (y a veces hasta los médicos) por prejuicios, temores o tabús, no actuamos de manera justa y no procuramos brindarle el adecuado apoyo al moribundo para que tenga una muerte acorde con su buena vida, es decir, una muerte digna.

Por eso, cuando la evolución de una enfermedad terminal arrastra a uno mismo o a un ser querido hacia un final próximo e inevitable, debemos hacernos las siguientes preguntas:

- ¿Es correcto adoptar estrategias médicas a fin de retrasar la muerte?

- ¿Es justo mantener la vida a alguien que, debido a su enfermedad terminal, pierde la condición que más humano nos hace: la voluntad, la libertad o la dignidad?

- ¿Es correcto que un paciente moribundo sea en muchas oportunidades marginado de su entorno, su casa, su familia, y que termine sus días en fríos centros hospitalarios, en vez de hacerlo en su hogar con los suyos?

Me atrevo a asegurar que no hay alguien que responda afirmativamente a todas estas preguntas. Sin embargo, eso es lo que muchas veces hacemos con nuestros familiares, con nuestros pacientes. Un aspecto básico debe ser respetado en todo ser humano, y es que cada quien es el único dueño de su vida y, por lo tanto, también de su muerte. Por eso, el paciente terminal debería ser el único con el derecho a decidir cuándo, cómo y dónde terminar su ciclo vital, solo el paciente puede y debe decidir en qué punto seguir o permanecer vivo, y esto ha dejado de ser un derecho para convertirse en una obligación. Si la dignidad se considera una cualidad inherente a la vida, con más razón debe serlo en nuestra muerte, que será nuestra última vivencia. Nuestra muerte y cómo sea esta se convertirán también en la última imagen que dejaremos de recuerdo a los nuestros. Resulta contradictorio que el acto de morir, algo natural, que debería rebosar de amor y dignidad al lado de nuestros seres queridos, se haya transformado en algo tan difícil de aceptar y manejar en nuestras sociedades actuales, cada vez más desarrolladas, pero también cada vez más deshumanizadas, donde se hace cada día más difícil cumplir con el bien morir del individuo. Si bien todas las cartas magnas de los países o sus constituciones establecen que todos los seres humanos tienen derecho a la vida y a su integridad física y moral, sin que puedan ser sometidos a tortura, ni a penas o tratos inhumanos o degradantes, en los enfermos terminales a menudo son vulnerados sus derechos humanos, cuando se les somete a encarnizamiento terapéutico, extrayéndolos de su entorno familiar, manteniéndolos en condiciones que degradan notablemente la dignidad de la persona, inclusive en nuestra jurisdicción venezolana. En el Código de Deontología Médica aprobado por la Federación Médica Venezolana, en el capítulo IV, sobre el enfermo terminal, están descritos varios artículos que constituyen el ideal en cuanto al manejo de estos pacientes. Lamentablemente se cumplen poco.

Expongo a continuación tres de estos artículos, que son prueba de lo que siempre se debería hacer:

Artículo 26: El médico debe evitar la indicación de exámenes injustificados, lo mismo que hospitalizaciones innecesarias para la realización de exámenes paraclínicos que por su misma naturaleza pudieran efectuarse en condiciones ambulatorias. Evitará también la reclusión en las unidades de cuidados intensivos para el tratamiento de afecciones susceptibles de cuidados intermedios y para la atención de enfermos en la fase final de una afección irreversible.

Artículo 77: El moribundo tiene derecho a exigir que se le permita morir, sin la aplicación de medidas extraordinarias de mantenimiento artificial de vida. Respetándose también su decisión de que no le sean aplicadas medidas de reanimación. El desatender este deseo puede considerarse como una violación a los derechos del enfermo de morir en paz.

Artículo 79: El enfermo tiene derecho a exigir que, durante su tránsito final, no exceda la ciencia el arte de la medicina. En otras palabras, que el científico y las habilidades técnicas del médico no excedan en momento alguno el carácter humano de la ayuda profesional.

Un aproximado a lo que sería una muerte digna se traduce en considerar una serie de puntos o criterios que dibujan los derechos que debería tener y exigir cualquier paciente que se encontrase afectado por una enfermedad terminal. Serían:

I) Estar informado acerca del diagnóstico y tratamiento de su enfermedad, en términos que sean comprensibles para el paciente. (ver artículos del Código Deontológico de la Federación Médica Venezolana N.º 16, 53, 54, 69 y 72).

II) Poder el paciente bajo su criterio, libertad y responsabilidad, disponer de su propio cuerpo y la vida que le anima. Pudiendo elegir libremente y con amparo legal el momento y medios adecuados para poder morir sin sufrimiento. (Ver testamento vital o manifiesto de intensiones).

III) Poder tomar decisiones y tener la última palabra sobre el tratamiento (inclusive si se trata de rechazarlo), recibiendo siempre los medios apropiados para evitar el sufrimiento.

IV) Recibir una asistencia médica y psicosocial adecuada para poder afrontar satisfactoriamente la situación donde se encuentre (cuidados paliativos), e inclusive la posibilidad de una eutanasia pasiva-activa, cuando a pesar de los cuidados el sufrimiento padecido resulte insoportable a su criterio. (No aceptado por el Código Deontológico Venezolano. Ver artículo n.º 81).

El que un enfermo pueda tener el derecho a una muerte digna, dependerá de que el paciente terminal pueda acceder a una parte o a la totalidad de los criterios antes nombrados. Hasta que no haya una legislación clara y completa, sus posibilidades de una muerte digna dependerán mucho de su propia actitud, de la de sus familiares, y obviamente de la del médico responsable de su proceso terminal.

¡No al encarnizamiento terapéutico!

Fiel a mi intención de ayudar y aclarar al lector lo que planteamos lo mejor posible, comenzaré explicando qué significa este polémico y vago término. Según el diccionario de la Real Academia Española, tenemos:

Encarnizar: tr. encruelecer, irritar, enfurecer o mostrarse cruel contra alguien persiguiéndolo o perjudicándolo en su opinión o sus intereses.

Encarnizamiento: m. acción de encarnizarse. Crueldad con la que alguien se ceba en el daño de otra persona.

Terapéutico: (del griego) Adv. Con fines curativos. Ese mismo tratamiento.

A partir de las definiciones de cada palabra en el diccionario, este término compuesto, encarnizamiento terapéutico lo podemos definir como: «Ensañamiento en la aplicación de tratamientos que no producen ningún beneficio o perjudican al paciente, aplicados a solicitud de familiares y con el visto bueno de sus médicos tratantes, hasta considerarse crueles e irrespetuosos de la dignidad del paciente» (definición del autor).

Esta definición no necesita más comentarios sobre lo que lamentablemente se les hace a los pacientes terminales, que muchas veces por su propia situación no se encuentran en condiciones para defenderse de esta terrible agresión a su dignidad humana. El *encarnizamiento terapéutico* ocurre cuando el paciente pasó más allá de sus expectativas reales de mejoría con los tratamientos cumplidos desde los inicios de su enfermedad, cuando el paciente se encuentra en su fase de paciente terminal biológico y antecediendo a los inicios de la agonía.

Es en este período, cuando, sin ninguna justificación, se le inician tratamientos absurdos, que no van a cambiar el curso de su enfermedad de base, que terminan por consumir el tiempo y las reservas vitales del paciente, que suelen acabar o mermar de manera importante las reservas financieras del paciente y de su familia, para finalmente terminar en unidades de cuidados intensivos (generalmente se encuentran intubados bajo ventilación mecánica, con sondas y múltiples vías); en otras palabras, crucificados, hasta que finalmente le llega la muerte después de muchos y agotadores días, dejando una sensación de enorme frustración en todos.

Lo que es peor, le habremos impedido al paciente, al final de sus días, tener la plena consciencia de su propia extinción. Apartándolo del calor de su hogar y del cariño de los suyos, para terminar en una fría sala de hospital. ¡Esta lamentable situación debemos evitarla a como dé lugar! La principal responsabilidad de esta situación debemos atribuirla a la ignorancia en relación con la enfermedad y su evolución de parte de los familiares y también de los médicos tratantes. En los pacientes, esta ignorancia es entendible y hasta excusable, pero ¡en los médicos no!

La solución para que no sucedan estas terribles situaciones esta en el adecuado manejo de estos pacientes terminales, que desde un principio deberían ser atendidos y manejados completamente por un especialista conocedor, que tenga experiencia en estas situaciones, que les pueda transmitir conocimiento y tranquilidad, que sea caritativo y con una sólida base moral y ética.

Manejo del paciente terminal

La agonía

La agonía constituye el último momento de la etapa terminal y culmina con la muerte. La etapa terminal de un paciente comprende desde el momento en el que se le agotan las opciones terapéuticas que puede recibir, y se considera incurable. Esta etapa terminal se puede dividir en dos subetapas que son:

Paciente terminal terapéutico: es aquel paciente que ya no tiene opción terapéutica para curar o luchar contra su enfermedad, pero la muerte no está cercana.

El otro es el paciente terminal biológico: aquel paciente cuya expectativa de vida es de días o semanas. Es en esta etapa terminal biológica, cuando los pacientes presentan signos y síntomas claros que presagian la proximidad de la muerte. Sin embargo, el reconocimiento de este proceso final, constituye uno de los eventos más difíciles de realizar por parte del equipo médico tratante.

Estas dificultades en el reconocimiento de los signos y síntomas de la proximidad de la muerte, pueden deberse a varios factores que actúan entorpeciendo el manejo de estos pacientes, entre ellos, podemos nombrar:

1) Esperanza por parte del grupo tratante de que el paciente mejore. Actitudes como las de «La esperanza es lo último que se pierde», «Continuar la lucha»,

pueden ser comprensibles en los familiares, pero no en el médico tratante, conocedor de la evolución de la enfermedad, no.

2) Poca preparación del personal médico y para-médico en el manejo del paciente terminal. Esto es algo de esperarse si vemos que en las facultades de medicina venezolanas no existe en el pénsum de estudios nada relacionado con el manejo del paciente terminal, por lo que el médico en general no está preparado para manejar este tipo de pacientes. Salvo las excepciones de los colegas autodidactas, moti-vados por su práctica particular y cúmulo de experiencias, propias de las especialidades que manejan pacientes con mortalidades elevadas (por ejemplo: oncológica, gerontológica, enfermedades crónicas, etc.).

3) Desacuerdo sobre el estado del paciente dentro del equipo médico: el manejo actual de un individuo es con equipos multidisciplinarios, no obstante, en las etapas finales del paciente es necesario que las decisiones principales estén a cargo del médico más experimentado o del especialista (por ejemplo: en estos casos, el oncólogo).

4) Fallas en la comunicación con el paciente y familiares.

Es fundamental tomar en cuenta que en esta etapa habrá mucha ansiedad, tanto por parte del paciente y, mayormente, por los familiares, quienes albergan dudas y muchas preguntas, las cuales hay que acla-rar de la mejor manera. Si no lo hace el médico tratante, suelen buscar las respuestas a sus preguntas en otras personas (otros médicos, charlatanes inescrupulosos, etc.) que, por supuesto, no estarán preparados para ello. Muchas veces desvirtuarán todo el manejo del paciente, saboteando sus posibilidades de un final digno, con el menor sufrimiento posible.

Es en esta etapa, y debido a fallos de comunicación que se pueden observar: el retiro del paciente de su médico tratante, cambio de especialistas, búsquedas de medicinas alternativas, brujos, chamanes, etc., perdiéndose un tiempo valioso. En estas etapas es normal que el médico se vea bombardeado por las preguntas de familiares angustiados, como: ¿Cuánto va a vivir? ¿Cuánto tiempo le queda? ¿Cuándo va a morir? La dificultad de la mayoría de los médicos poco experimentados, se deberá a la precaria preparación para dar malas noticias, y acompañar a estos pacientes cuando ya no es posible curarlos.

Afortunadamente, existen algunos parámetros que pueden orientar sobre la cercanía de los últimos días de un paciente. Estos son una guía y en ningún momento pueden considerarse como sistemas de predicción exactos, como no lo es nada en medicina.

El estado funcional del paciente, es el factor más importante de predicción de supervivencia, mediante escalas como:

- Índice de Karnofsky (IK).

- La escala de salud del Eastern Cooperative Oncology Group (ECOG).

- La escala de Menten (2004).

Estos sistemas o escalas, proporcionan una aproximación en los pacientes terminales, donde un IK < de 50 y un ECOG 3, sugieren una supervivencia menor de 3 meses.

La escala de Menten (2004), valora la presencia de 8 signos diagnósticos, durante la agonía, en donde la presencia de 4/8 signos predice la muerte en un plazo no mayor de 4 días. No obstante, nada es absoluto en medicina, y aproximadamente un 10-20 % de los pacientes fallecen sin avisar.

Índice de Karnofsky:

100 %= normal, sin evidencias de enfermedad, sin complicaciones.

90 % = actividad normal, pocos síntomas menores de enfermedad.

80 % = actividad normal con esfuerzo, signos y síntomas de enfermedad.

70 % = incapacidad para laborar, paciente cuida de sí mismo.

60 % = requiere ayuda ocasional para movilizarse, cuida de sí mismo.

50 % = ayuda para el baño y alimentación, mayor parte del tiempo en cama, requiere asistencia médica periódica.

40 % = paciente postrado en cama, requiere cuidados especiales, asistencia para aseo y alimentación.

30 % = incapacidad grave, requiere de hospitalización si se piensa que la muerte no es inminente.

20 % = gravemente enfermo, requiere tratamiento de soporte hospitalario, pero se cumple en casa de ser posible.

10 % = paciente moribundo, proceso fatal que progresa rápidamente.

0 % = muerte.

Escala de salud del Eastern Cooperative Oncology Group (ECOG).

(0) = completamente activo, capaz de realizar todas sus actividades previas a la enfermedad, sin restricciones. (IK: 90-100 %).

(1) = Tiene restringida la actividad física extenuante, pero deambula y es capaz de realizar trabajos sedentarios en casa u oficina (IK: 70-80 %).

(2) = Deambula y es capaz de atenderse a sí mismo, pero incapaz de trabajar, se pasa levantado más de la mitad de las horas de vigilia (IK: 50-60 %).

(3) = Capacidad limitada para atenderse a sí mismo, más de la mitad de las horas de vigilia esta acostado o sentado (IK: 30-40 %).

(4) = Completamente incapacitado, no puede atenderse a sí mismo, permanece acostado. (IK: 10-20 %).

Escala de Menten (2004)

1) Nariz fría o pálida.

2) Extremidades frías.

3) Livideces.

4) Labios cianóticos.

5) Estertores de agonía.

6) Pausas de apnea (>15 seg/min).

7) Anuria (<300 ml orina/día).

8) Somnolencia (>15 horas de sueño/día).

Presencia de >4/8 signos igual a muerte en menos de 4 días.

Si bien estas son unas escalas usadas por especialistas, el conocimiento por personal no especializado y familiares, ayudará a tener una noción de la evolución final, de la etapa en la que se encuentra el paciente y a tener unas expectativas reales de supervivencia de este.

Tratamiento del paciente agónico

El tratamiento de estos pacientes debe ir dirigido con un fin común, evitar el sufrimiento final y lograr una muerte digna. Este manejo final del paciente puede desglosarse en varios puntos para un mejor entendimiento.

I) Modificaciones terapéuticas, pueden ser: farmacológicas y no farmacológicas.

II) Manejo sintomático de la agonía.

III) Cuidados de enfermería.

IV) Sedación paliativa y terminal.

Modificaciones terapéuticas no farmacológicas

Ya determinado que el paciente se encuentra en su fase agónica, el tratamiento va dirigido a tranquilizar al paciente y sus familiares. Así es que, si la comunicación fue adecuada desde los inicios de su enfermedad, será más fácil de realizar, porque muy probablemente el paciente ya ha aceptado su situación. Es de importancia capital la comunicación constante para evitar las angustias

innecesarias que podrían conducir a un mal final. El diagnóstico preciso del tiempo de agonía es necesario para el bienestar psicológico y de adaptación de las familias.

Modificaciones terapéuticas farmacológicas

La clave está en detectar cuando el paciente entra en la etapa final de su enfermedad e inicia su etapa de agonía. En este momento se deben evitar o desmontar todos los tratamientos que no modificarán su pronóstico, ni mejorarán la calidad de vida, y que, de mantenerse, lo que pueden hacer es empeorar la situación si se mantienen.

Deben evitarse soportes nutricionales como nutrición parenteral o enteral (NPT-NE); explicándole a los familiares que, con las expectativas de vida tan cortas, la nutrición no afectará su evolución final. Medicamentos como antibióticos, vitaminas, diuréticos, antihipertensivos, transfusiones, etc., no tienen razón de seguir cumpliéndose, por lo que deben ser suspendidos. Así como tampoco se deben solicitar exámenes paraclínicos que en esta etapa son innecesarios, que no modificarán conductas, ni la evolución final del paciente.

Debe restringirse la hidratación parenteral, ya que esta no mejorará el estado general del paciente, ni disminuirá la sensación de sed de este. Inclusive, una hidratación excesiva podría agravar síntomas al final de su agonía como son los estertores; generando una mayor angustia a los familiares. Deberá explicársele a los familiares, y hacerles entender que el mayor efecto de la hidratación será el de tranquilizar a la familia y al paciente quienes, al ver una bolsa de suero, sienten que se está haciendo algo.

Es muy importante en estos últimos momentos poner gran atención y ser muy cuidadoso en el manejo de los síntomas, porque se puede haber manejado muy bien al paciente durante toda su enfermedad, pero, si el paciente al final presenta dolor intenso, asfixia o cualquier sufrimiento desmedido, quedará un sentimiento de frustración en los familiares y demás involucrados que opacará todo el trabajo previo.

Manejo sintomático de la agonía: principios

- Manejo efectivo de todos los síntomas.

- No restringir las dosis de analgésicos necesarias, dar todas las que necesite el paciente. Pecar por más y no por menos.

- Iniciar la sedación de considerarla necesaria (previas discusiones anteriores con el paciente y/o sus familiares).

- De importancia fundamental diagnosticar la agonía del paciente (escala de Menten) para que puedan darse los mecanismos adaptativos de la familia y lograr el bienestar psicológico necesario.

- Apoyo psicosocial y espiritual adecuado al paciente y familiares.

Cuidados de enfermería

- El objetivo principal del cuidado se resume en una sola cosa: brindar el mayor confort, evitando aquellas maniobras molestas e innecesarias.

- Mantener higiene corporal mínima, realizada con mucho cuidado para evitar importunarlo en sus últimas horas.

- Si el enfermo está cómodo en su cama, no movilizarlo.

- Mantener la boca húmeda.

- En caso de úlceras de presión, tumores ulcerados, deben cambiarse los apósitos y evitar el mal olor, para el bienestar del paciente y también para propiciar el acercamiento de familiares. La última impresión.

- Mantener el tratamiento para el dolor sea cual sea el estado de consciencia.

- Comunicación permanente con todos para el manejo del estrés.

Sedación paliativa y terminal

Se define la sedación paliativa como la administración de fármacos para reducir la consciencia de un paciente con enfermedad terminal, tanto como sea necesario para aliviar, adecuadamente, uno o más síntomas refractarios (con su consentimiento explicito, implícito o delegado). Se trata de una sedación primaria que puede ser continúa o intermitente, superficial o profunda.

Se define la **sedación terminal** como la administración deliberada de fármacos para lograr el alivio, inalcanzable por otras medidas, de un sufrimiento físico o psicológico. Mediante la disminución lo suficientemente profunda y previsiblemente irreversible de la consciencia, en un paciente cuya muerte se prevé muy próxima, y con el consentimiento explícito, implícito o delegado. Se trata de una sedación primaria continua.

Una de las mayores preocupaciones con la sedación entre el personal médico y los familiares es que se asocia con una medida de eutanasia, pero existe una gran diferencia, a saber:

- En la eutanasia, se aplica un medicamento con la intención de matar al paciente.

- Mientras que, en la sedación, se busca mitigar la angustia asociada a la agonía del paciente, sin alterar el proceso de muerte.

- Aunque el paciente pueda morir durante el procedimiento, lo que se conoce como el principio del doble efecto, que es aceptado por la bioética y por la Iglesia (de hecho, fue el papa Pío XII quien acuñó el término doble efecto).

Razones e indicaciones para una sedación terminal

Siempre debe tener un consentimiento explícito, implícito, o delegado del paciente.

- Delirium (73 %).

- Distress (41 %).

- Disnea (9 %).

- Dolor (4,5 %).

- Diátesis hemorrágicas (9 %).

Constituyen las 5 D para indicar la sedación.

Manifiesto de voluntades
Testamento vital

Se entiende por «testamento vital» cualquier documento en el que el firmante (en este caso el paciente terminal), exprese su voluntad acerca de las atenciones médicas que desea recibir o no, en caso de encontrarse en un estado tal que le sea imposible expresarse por sí mismo.

Es un documento de voluntades anticipadas dirigido al médico tratante y los familiares del paciente, en el cual una persona mayor de edad y en plenas facultades mentales expresa por escrito las instrucciones a tomar en cuenta en relación a su estado morboso terminal y/o muerte. Este documento, de existir, debe incorporarse a la historia médica del paciente.

En Venezuela no existe el antecedente de uso de este tipo de documentos, sin embargo, en nuestro código de ética médica de la Federación Médica Venezolana, existen varios artículos que defienden el derecho a la autodeterminación del paciente (ejemplo: artículos 73, 74, 75, 76, 77,78, 79 y 81).

En Venezuela, solo es de uso común la práctica de la firma de la historia clínica por el paciente para autorizar o negar algún procedimiento o conducta médica (ejemplo: firmar para no autorizar transfusiones sanguíneas, en el caso de pacientes de algunas religiones). En el Código Deontológico Venezolano aún no está aprobada la posibilidad de aplicar eutanasia al paciente moribundo y, como tal, existe un artículo claro en su legislación, el artículo n.° 80 que prohíbe la práctica de eutanasia. En general, para dar fe de los deseos del paciente y que estos puedan cumplirse por los familiares y médicos tratantes, lo ideal es que esta declaración de voluntades anticipadas fuese hecha formalmente mediante documento notariado, ante dos testigos, mayores de edad, con parentesco hasta de 2.° grado y no estén vinculados por alguna relación patrimonial. Sin embargo, basta con que los deseos del paciente hayan sido hecho públicos entre sus familiares responsables (cónyuges o hijos) y su médico tratante. Es lo que se llama consentimiento explícito, implícito y/o delegado.

En todo caso, las disposiciones escritas serán cumplidas siempre y cuando concuerden con nuestra legislación del Código de Deontología Venezolano y en ningún caso podrá realizarse la eutanasia. Con o sin dificultades legales, este documento puede ser de gran utilidad, al facilitar extraordinariamente la toma de decisiones por parte de quienes asumen la responsabilidad de un enfermo terminal, que suelen ser sus familiares y/o médico tratante.

Tristeza, desesperanza.
Rostro de anciana
abandonada en centro hospitalario.
¡Lo que nunca deberíamos ver!

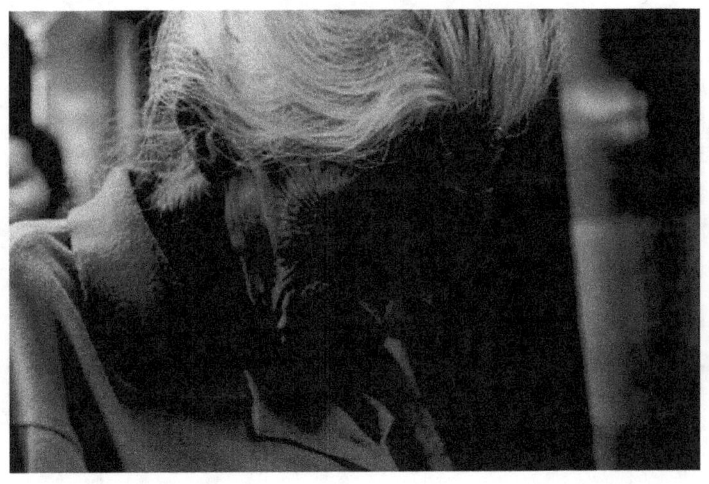

¿CÓMO ENFRENTAR LA MUERTE? NUESTRA PROPIA MUERTE.

Aproximación a cómo enfrentar nuestra muerte

Diario del último año o manifiesto de intenciones

Aproximación a cómo enfrentar
nuestra muerte

Cuando reflexiono acerca de mi primera experiencia con la muerte, me viene una vivencia muy dura, terrible para un muchacho de 14 años, como lo era yo cuando murió mi padre. Esta terrible experiencia me reforzó en un principio la actitud que tiene la mayoría de las personas respecto a la muerte, de horror ante ella, de algo sumamente doloroso que es mejor evitar hasta pensar en ello.

Después, durante mis tempranos estudios de medicina, empecé a tener contacto con la muerte a través de los primeros pacientes moribundos de la sala del hospital, donde por mucho que se viese físicamente el acto de morir, uno, muy joven aún, no lograba conectarse racionalmente con este y con su significado.

Es la época en la que aún pensaba como la mayoría de las personas que conozco, a las que, cuando les pregunto sobre cómo les gustaría que fuese su muerte (claro está, en caso de que esta fuese inevitable), la respuesta, invariablemente, siempre hace referencia a algún tipo de muerte rápida, inconsciente, casi sin conocimiento de su llegada, ni de instauración de esta. Siempre obtuve la misma respuesta: un infarto agudo de miocardio y caer muerto sin pestañear.

O, peor aún, dormirse en la noche y no despertarse jamás (probablemente como consecuencia de algún accidente cerebro-vascular por hipertensión arterial, como suele suceder este tipo de muertes frecuentemente), todas las formas de morir nombradas, absolutamente sin ningún tipo de consciencia sobre la propia extinción. ¡Qué horror!

Después vino la etapa de mi formación oncológica, donde me enfrenté, de pronto, con sentimientos encontrados. Por un lado, ver muchas veces grandes sufrimientos, como resultado de enfermedades neoplásicas avanzadas, en pacientes hospitalarios que buscan atención tardíamente, después de dejar su enfermedad a libre evolución, con tumores monstruosos, como no se ven en ningún otro tipo de hospital.

Pero, por otro lado, empiezas a impregnarte de lo que se vive durante la extinción de un ser humano de manera progresiva, de las vivencias de estas personas que están en una lucha permanente, en las cuales las «grandes trivialidades» que mortifican al individuo común ya no les interesan, ya no les preocupan. Porque de una manera brutal han tenido que aprender a diferenciar lo que es realmente importante de la vida, de lo que es lastre accesorio. Por lo que carecen de tiempo que perder. Viven con lo que les queda, y la mayoría de ellos de alguna forma tratan de aprovechar su tiempo en vivir lo mejor posible.

Muchas cosas en la vida, y también en la medicina, se aprenden de manera vicaria, que no es más que la que se realiza mediante la observación de lo que hacen o les sucede a otros. Son muchos años viendo las luchas, las muertes de mis pacientes. Y de alguna manera tus conceptos respecto al hecho de cómo vivir y morir empiezan a cambiar. Tal vez ese cambio de forma de pensar que uno va adquiriendo, al ir viendo las distintas extinciones de los pacientes y como estos las viven, terminen siendo el pago para uno por el hecho de involucrarnos emocionalmente, porque no hay escapatoria para ello. Si queremos hacer nuestro oficio bien, como debe ser todo lo bueno en la vida, debes involucrarte. Como lo dije en el agradecimiento al principio de este libro, todos los pacientes y las personas que se involucran con uno, finalmente se llevan algo de ti, así como tú te quedas con algo de ellos.

Así como al principio de la vida somos llevados de la mano por nuestros seres queridos y vamos aprendiendo las enseñanzas que conforman nuestro vivir, así de alguna forma toda esta relación con los pacientes durante sus luchas y su trance de morir, de alguna manera te preparan en tu tiempo de vivir, y tiempo de morir.

Pero no porque te lo enseñen, dado que nadie te puede enseñar cómo es la muerte, nadie posee experiencia en eso. Estoy convencido de que morir es una experiencia única, que cada quien deberá experimentar de manera individual, sin poder apoyarse en experiencias previas o ajenas, porque nadie la ha experimentado antes y la puede contar.

La muerte es un acto personal, singular, el último que haremos, y este paso dependerá básicamente de cómo hayamos vivido, de qué hayamos aprendido y de los recursos emocionales adquiridos a lo largo de nuestra existencia. La muerte es la única vivencia del hombre que no puede enseñárnosla nadie. No hay forma de aprender de las experiencias ajenas. Es decir, no existe el aprendizaje vicario como tal sobre morir, pero sí existe la posibilidad de aprender el de un mejor vivir, y es en eso en lo que debemos afincarnos. Todas estas vivencias con los pacientes oncológicos obviamente tenían que dejarle algo a uno y esto no es más que la reflexión permanente sobre la muerte y su misterio. La conclusión sobre el misterio es que no hay ninguno. En las distintas lecturas a lo largo de mi vida profesional, conseguí un escrito sobre la muerte que me ha gustado mucho y considero aleccionador. Es el anónimo hindú al que me permito nuevamente hacer referencia: «Que la muerte permanezca siempre sentada a tu lado, de esta manera, cuando necesites hacer las cosas importantes, ella te dará la fuerza y el valor necesarios».

Ese, efectivamente, ha sido el aprendizaje, mis experiencias de trabajo con los pacientes oncológicos son las que siempre han estado sentadas a mi lado, y me han mantenido en permanente reflexión sobre el tema, dándome la fuerza y valor necesarios, preparándome, no para la muerte, sino para lo más importante: vivir. Para estar consciente de que no debe uno guardarse nada, que debemos entregarlo todo, e intentar vivir siempre nuestros días, como si fueran los últimos.

Diario del último año o manifiesto de intenciones

Hace unos pocos años escribiendo sobre mi padre, quien fue un hombre con una existencia extraordinaria, con una personalidad cautivadora, que impregnaba, tuve la curiosidad por saber cómo hizo un hombre para vivir tan poco, y dejar honda huella entre sus conocidos, cuál sería el secreto para tan extraordinaria vida, a pesar de que murió de solo 43 años.

El secreto lo supe cuando comprendí que, como médico cardiólogo que era mi padre, era imposible que no conociese su dramática situación, su enfermedad degenerativa vascular mortal, su siempre cercana y próxima extinción. En otras palabras, vivió sus últimos siete años con la muerte sentada a su lado, recordándole constantemente que ese día a día que vivía podía ser el último. Dándole el valor y empuje necesarios para vivir intensamente al punto de dejarnos una huella imborrable a todos. Curiosamente, en esa época en la que hacía esos descubrimientos y reflexiones, me di cuenta de que era justo un año menor que mi padre. Es decir, yo estaba entrando en el período de mi último año de vida (si acaso viviese hasta la misma edad de mi padre).

Eso me hizo reflexionar sobre mi vida, la cual he considerado plena y satisfactoria, pero nunca, hasta ese momento, me había planteado lo que sería mi existencia con una fecha límite, como la de mi padre.

Me asombré al pensar que hipotéticamente me quedase apenas un año de vida (365 días) si fuese a vivir lo mismo que él. Las reflexiones sobre esto, me llevaron a pensamientos largos y complejos. Me hicieron plantearme, que, si me quedase efectivamente un año. ¿Cómo me gustaría vivirlo? ¿Qué quisiera dejar como legado de mi existencia en este mundo?

Así que, con toda honestidad, hice un listado de metas, intenciones, o cosas que me gustaría hacer o seguir haciendo. Llevándolas en un diario para ver el progreso durante ese año y qué habría cambiado con respecto al futuro. Fue:

- Dar gracias a Dios diariamente, por haberme permitido la vida que tengo.

- Demostrarles cada día a mi hija y a mi esposa lo mucho que las amo.

- Le daría las gracias a mi madre.

- Demostrarles a todas las personas familiares, amigos y extraños que han estado en contacto conmigo, que fue bueno conocerlos y haber compartido con ellos un pedacito de vida.

- No me perdería ningún amanecer, ni atardecer.

- Haría más ejercicios al aire libre para sentir más el viento, el agua y el sol.

- No me perdería ninguna noche de luna.

- Leería menos y escribiría más.

- Oiría más cantos de pájaro de día y más música de noche.

- Haría más el amor.

- Les diría más frecuentemente a mis seres queridos lo que siento por ellos.

- Seguiría ayudando a mis pacientes.

- Sembraría aún más árboles.

- Intentaría no dejar ninguno de mis escritos inconcluso.

- Pintaría más.

- Cuidaría menos la compostura.

- Me reiría más.

- Me trasnocharía menos y sin razones de peso.

- Haría las paces con todo aquel que haya tenido algún desacuerdo conmigo.

- Cultivaría aún más amigos, no importando el poco tiempo disponible.

- No me cohibiría de nada.

- Sería más tolerante.

- No me pondría límites ficticios.

En fin, todas estas cosas ya fueron hechas por mí. El diario como tal no lo llevé. Terminó siendo más bien un manifiesto de intenciones y un recordatorio. Pero, el hecho de que me las planteara y las llevara a cabo, definitivamente me hizo más feliz. Por lo que les recomiendo a todos, absolutamente a todos que, con la mayor honestidad, se planteen un manifiesto de intenciones que les gustaría llevar a cabo, en el caso hipotético de que les quedase un solo año de vida.

Seguro que saldrán mejor después de eso. Terminar de escribir estas reflexiones, fue una de esas intenciones pendientes, esperando que sean de utilidad para quien las lea.

DEONTOLOGÍA MÉDICA Y EL ENFERMO TERMINAL

Deontología médica
y el enfermo terminal

Si bien este constituye el último capítulo de este libro, estoy convencido de que el Código de Deontología Médica debe ser el primer libro que debe leer todo médico y debe ser, por mucho, su libro obligatorio de cabecera. En ese libro, siempre tendrá el apoyo necesario para enfrentar las distintas y a veces difíciles situaciones, propias de su ejercicio profesional. ¡Que es único!

Dentro de estas situaciones complejas del ejercicio médico, por supuesto no escapa la del manejo de los pacientes terminales. La revisión de los distintos artículos del código deontológico en relación a los pacientes terminales, servirá al lector médico como un recordatorio de lo que siempre hay que hacer. Y al lector profano le dará una idea de los hermosos ideales que rigen nuestra conducta médica para que, cuando reconozca estos en el médico tratante, los aprecie y entregue su confianza, que, al final de todo, es lo único necesario para la buena relación médico-paciente-familiar.

A continuación, nombraré los artículos del Código de Deontología Médica Venezolana que se refieren específicamente al manejo del paciente terminal y después nombraré algunos otros que considero que son de recordación permanente.

Código de Deontología Médica Venezolana

Capítulo IV - Del enfermo terminal:

Artículo n.º 71: La persona que sufre de una enfermedad fatal tiene legítimo derecho a que se le preste atención, a que se le dedique el tiempo necesario y a que se le siga considerando un ser humano.

Artículo n.º 72: El paciente con una enfermedad fatal tiene derecho a ser informado de la verdad de su padecimiento, si es que realmente desea conocerla. El médico deberá efectuar la evaluación necesaria para decidir el momento oportuno de suministrar la información requerida.

Artículo n.º 73: El derecho a participar en la toma de decisiones debe permitirse a los enfermos mentalmente competentes. Pueden rehusar la utilización de procedimientos diagnósticos. Cuando sufran intensamente podrán ejercer el derecho de solicitar la aplicación de analgésicos en dosis suficientes para obtener el alivio requerido, En igual forma pueden negarse a la administración masiva de medicamentos si desean mantenerse alertas y con pleno conocimiento de lo que les sucede.

Artículo n.º 74: El enfermo terminal tiene el derecho a que se le respeten sus ideas en materia de religión. Podrá solicitar ayuda espiritual y moral del sacerdote de su respectiva religión o declinar la que se le ofrece sin haberla solicitado.

Artículo n.º 75: El derecho a ser atendido por profesionales competentes en el caso de enfermos incurables se refiere no solo a la requerida pericia profesional, sino también a que el médico muestre actitudes positivas en lo que concierne a la aplicación de tratamientos paliativos y no sufra de determinados prejuicios en relación con la muerte. El médico que racionalmente acepta la muerte como elemento normalmente indisociable del proceso vital y no ha desarrollado ante el mismo temor, resentimiento o rechazo, es competente para ayudar al enfermo hasta el momento postrero de su existencia.

Artículo n.º 76: El enfermo terminal tiene el derecho a decidir el tipo de información que el médico podrá revelar luego de su muerte. Es, en suma, garantizar el derecho del fallecido a que se respete su intimidad.

Artículo n.º 77: El moribundo tiene derecho a exigir se le permita morir sin la aplicación indiscriminada de medidas extraordinarias de mantenimiento artificial de vida, respetándose también su decisión de que no le sean aplicadas medidas de reanimación. El desatender este deseo puede considerarse como una violación a los derechos del enfermo de morir en paz.

Artículo n.º 78: El derecho del enfermo a disponer de su cuerpo luego de su muerte, mediante la autorización de que sus órganos puedan ser utilizados con fines humanitarios, trasplantes, procedimientos de investigación, estudios de disección anatómica, es de obligatorio cumplimiento sobre bases estrictamente morales. Igual conducta deberá adoptarse cuando el enfermo no desea la inhumación tradicional, sino otro procedimiento de disposición de su cuerpo: cremación, embalsamamiento.

Artículo n.º 79: El enfermo tiene derecho a exigir que durante su tránsito final no exceda la «ciencia» el «arte» de la medicina. En otras palabras: Que el conocimiento científico y las habilidades técnicas del médico no excedan en momento alguno el carácter humano de la ayuda profesional.

Artículo n.º 80: Es obligación fundamental del médico el alivio del sufrimiento humano. No puede en ninguna circunstancia provocar deliberadamente la muerte del enfermo aun cuando este o sus familiares lo soliciten (No puede practicar eutanasia).

Artículo n.º 81: El médico que atiende enfermos irrecuperables no está obligado al empleo de medidas extraordinarias de mantenimiento artificial de vida. En estos casos, de ser posible, oirá la opinión de otro u otros profesionales de la medicina. El médico cumplirá igualmente lo que pueda establecer al respecto el Reglamento de la Ley de Ejercicio de la Medicina.

Estos son los artículos específicos relacionados con el manejo de pacientes con enfermedades terminales. Sin embargo, nombraré algunos de los magníficos artículos de nuestro Código Deontológico, que servirán de muestra de los altísimos valores morales que rigen o deberían siempre regir la conducta de un buen médico. Así como de establecer el marco donde se desarrolle la adecuada relación médico - paciente - familiares.

Artículo n.º 1: El respeto a la vida y a la integridad de la persona humana, el fomento y la preservación de la salud como componentes del bienestar social, constituyen en todas las circunstancias, el deber primordial del médico.

Artículo n.º 3: En el ejercicio de sus obligaciones profesionales, el médico no hará distinción por razones de religión, nacionalidad, raza, ni por adhesión a partido político o posición social.

Artículo n.º 13: El papel fundamental del médico es aliviar el sufrimiento humano, sin que motivo alguno ya sea personal, colectivo, religioso o político, lo separen de ese noble objetivo.

Artículo n.º 19: La medicina es una profesión noble y elevada y no un simple comercio. La conducta del médico debe ajustarse siempre y por encima de toda consideración, a las normas morales de justicia, probidad y dignidad.

Artículo n.º 26: El médico debe evitar la indicación de exámenes injustificados, lo mismo que hospitalizaciones innecesarias para la realización de exámenes paraclínicos que por su misma naturaleza, muy bien pudieran efectuarse en condiciones ambulatorias. Evitará también la reclusión en las unidades de cuidado intensivo para el tratamiento de afecciones susceptibles de ser atendidas en unidades de cuidado intermedio y para la atención de enfermos en la fase final de una afección irreversible.

Hemos hablado de artículos en relación al desempeño de los médicos. Por último, quiero hacer referencia a un solo artículo respecto a los deberes del paciente. Recordando que esta es una relación donde deben poner su voluntad ambas partes, tanto médicos como pacientes, para que se dé un resultado final exitoso.

Artículo n.º 70: (De los deberes de los enfermos):

El enfermo debe:

1) Cumplir obedientemente las prescripciones del médico y no permitir que se le persuada de tomar medicamentos sugeridos por profanos.

2) Abstenerse de solicitar otra opinión profesional sin el conocimiento de su médico tratante, ya que si los médicos no actúan concertadamente pueden producirse efectos indeseables.

3) Comunicar en forma cortés su decisión al médico tratante cuando se decide prescindir de sus servicios profesionales.

4) **Tener presente en sus relaciones con el médico que la pura retribución pecuniaria nunca compensará la acción profesional del mismo** (Destacado del autor).

Porque los médicos trabajan con lo más valioso que tiene el ser humano: su salud, su vida. Y eso es impagable. Por eso se le llama: honorarios médicos, en vez de pago de trabajo, a la retribución económica que recibe el médico por su labor.

PREGUNTAS A RESPONDER SOBRE EL LIBRO "TIEMPO DE VIVIR. TIEMPO DE MORIR"

Evaluación sobre Bioética para Residentes del 2° año Postgrado de Cirugía General de la C.H.E.T - U.C.

1. ¿Qué se necesita para ser un buen médico?

2. ¿En qué consiste el sentimiento de trascender y de qué manera lo logramos los seres humanos?

3. ¿Cuál es el principal propósito de los seres humanos y demás seres vivos que han habitado este planeta?

4. ¿Qué nos sucedería a todos si viviéramos lo suficiente?

5. ¿Cuál es el factor condicionante más importante para la lesión celular y qué estado nos genera?

6. ¿Qué significa ser viejo y cómo debe considerarse ese estado?

7. ¿Qué consecuencias y ventajas produjo el aumento de la esperanza de vida y la posibilidad de envejecer?

8. ¿Cuál es la razón de vivir tanto tiempo, sin ser rentables biológicamente?

9. Desde el punto de vista social, ¿cuál es el denominador común de nuestros ancianos?

10. Explique la relación entre la vejez y el fracaso de los sistemas de seguridad social.

11. Según la función social que hizo posible la vejez, ¿cómo podríamos considerar hoy en día este estado?

12. ¿Cómo solemos medir y cómo nos miden las comunidades nuestra labor como médicos?

13. ¿Qué es una mala noticia?

14. ¿Qué implica ocultarle la verdad a un paciente con enfermedad terminal?

15. ¿Qué virtudes debe tener el médico tratante que da las malas noticias al paciente?

16. Según Elizabeth Kubler-Ross: enumere y explique brevemente las etapas de la reacción del paciente ante las malas noticias.

17. Defina el concepto de una vida-muerte digna.

18. Describa los artículos (#26, 77, 79) del *Código de Deontología Médica* Venezolano.

19. Defina el concepto de *encarnizamiento terapéutico*.

20. ¿Qué comprende la etapa terminal de un paciente?

21. ¿Cuál es el factor más importante de predicción de supervivencia?

22. Describa el *Índice de Karnofsky (IK)* y la *Escala de Salud del ECOG*.

23. Explique los conceptos de sedación paliativa y sedación terminal.

24. ¿Qué se conoce como el "Principio del Doble Efecto"?

25. ¿Qué es un aprendizaje vicario?

26. Comente qué interpretación tiene usted sobre el escrito anónimo hindú "Que la muerte permanezca siempre sentada a tu lado…".

27. Enumere un manifiesto de intenciones propio (¡lo más honestamente posible!).

28. ¿Cuál debería ser el libro de cabecera de todo médico?

29. Escriba el artículo #13 del *Código de Deontología Médica* Venezolano y explique su opinión del mismo.

30. Escriba el artículo #75 del *Código de Deontología Médica* Venezolano y explique su opinión del mismo.

31. Escriba su opinión sobre la lectura de este libro, diga si cambió en algo su punto de vista respecto al tema tratado y si recomendaría su lectura.

BIBLIOGRAFÍA

Archila, Ricardo. (1973). *Luis Razetti - Introitos a sus obras*. Ed. Congreso de la república, Caracas. Venezuela.

Arriaga, J. L. (1988). *Diccionario de mitología*. Bilbao: Mensajero.

Berna, Vilmar. (1993). *Es posible ser feliz*. Ediciones Paulinas. Sao Paulo, Brasil.

Cadavid, A., Estupiñan, J., Vargas, J. (2005). *Dolor y cuidados paliativos. Fundamentos de Medicina*. C. L. B. Colombia.

Calder, Ritchie. (1961). La herencia del hombre. Ediciones G. P. Barcelona, España.

Clínicas Quirúrgicas de Norteamérica. (2005). *Cuidados paliativos en cirugía*. Volumen 85, número 2.

Código Deontológico Venezolano. Editado por la Federación Médica Venezolana.

Coello, Paulo. Revista *Siempre en domingo*, suplemento dominical, Periódico El Nacional. Venezuela, 2010.

De Robertis y De Robertis. (1981). Biología celular y molecular. Décima edición. Ed. El Ateneo.

Elías, N. (1987). *La soledad de los moribundos*. México: Fondo de Cultura Económica.

Espinoza, F. (2001). *Apoyo psicológico al paciente terminal y su familia*. Sociedad Española de Medicina de Familia y Comunitaria. Salud Mental. Barcelona.

Gómez Sancho, M. (1998). *Cómo dar las malas noticias en Medicina*. Madrid: Aran Ediciones.

Kubler-Ross, E. (1995). *Sobre la muerte y los moribundos*. Barcelona: Grijalbo-Mondadorl.

Laín Entralgo, Pedro (1969). *El médico y el enfermo*. Ed. Guadarrama, Madrid. Sociedad Española de Medicina de Familia y Comunitaria (2001). Atención al paciente terminal. Barcelona. SemFYC y Semergen.

León C., Augusto. (1973). *Ética en medicina*. Editorial Científico Médica. Barcelona, España.

Ley sobre el Derecho de Autor. Gaceta Oficial n.º 4638, extraordinario: de fecha 1.º de octubre de 1993. Venezuela.

Mariño Palacio, Andrés. (1998). *El arte de divagar*. La Liebre Libre, Venezuela.

Mazo Mejías, Iván. (2002). *Principios del servicio excelente*. Editorial Printer Latinoamericana. Bogotá, Colombia.

Mira y López, Emilio. (1962). *Cuatro gigantes del alma*. Editorial Ateneo. Buenos Aires, Argentina.

Núñez Olarte, J. M., López Imedio, E. (2007). *Guía rápida de manejo avanzado de síntomas en el paciente terminal*. Editorial Médica Panamericana S. A. España.

Obregón, M. (1977). *De los argonautas a los astronautas*. Editorial Argos S. A. Barcelona, España.

Real Academia Española. (2002). *Manual de ortografía de la Lengua Española*. Espasa.

Real Academia Española. XXH Edición (2001). *Diccionario de la Lengua Española*.

Rodríguez, P. (1999). *Dios nació mujer*. Ediciones B., Barcelona, España.

Rodríguez, P. (2002). *Morir es nada*. Ediciones B. Barcelona, España.

Rotterdam, Erasmo de. (1952). *Elogio de la locura* (Encomiun Moriae). Editorial Diana S. A. México.

Sagan, Carl. (1984). *El cerebro de broca*. Ed. Grijalbo, México.

Taborí, Paúl. (1972). *Historia de la estupidez humana*. Ediciones Siglo Veinte.

ÍNDICE

Introito 7

Desde la voz de una paciente 9

Presentación 11

Enfoques de la muerte 19

   ¿Por qué morimos? 21

   Enfoque fisiológico 23

   Enfoque social 29

   Medio social de la vejez, enfermedad y muerte 32

Perspectiva ante una muerte cercana 41

   El médico ante la muerte 43

   ¿Cómo dar las malas noticias? 46

   Reacción del paciente a las malas noticias 50

   La familia del paciente terminal 55

Una muerte digna 61

   Derecho a una muerte digna 63

   ¡No al encarnizamiento terapéutico! 67

   Manejo del paciente terminal 70

   Tratamiento del paciente agónico 75

   Manifiesto de voluntades. Testamento vital 80

¿Cómo enfrentar la muerte? Nuestra propia muerte. 85

Aproximación a cómo enfrentar nuestra muerte......87

Diario del último año o manifiesto de intenciones ...91

Deontología médica y el enfermo terminal 95

Deontología médica y el enfermo terminal 97

Preguntas a responder sobre el libro
"Tiempo de vivir. Tiempo de morir"...............................103

Bibliografía 107

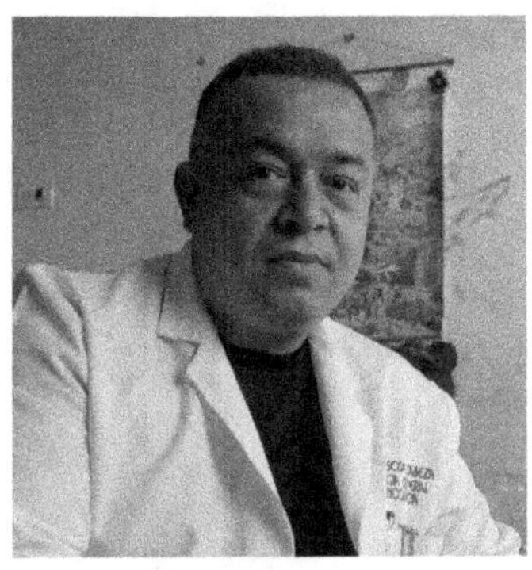

Francisco Sosa Cabeza. Nacido en Valencia, Venezuela, 1966. Médico, fotógrafo y artista plástico. Graduado en la Universidad de Carabobo en 1991, especialista de Cirugía General en el Hospital Militar de Caracas Dr. Carlos Arvelo (Universidad Central de Venezuela, 1996) y Cirugía Oncológica en el Instituto Oncológico Dr. Miguel Pérez Carreño de Valencia (Universidad de Carabobo, 1999). Miembro de la Sociedad Venezolana de Cirugía desde 1998. Adjunto II por la Emergencia de Adultos del Hospital Central de Valencia– Ciudad Universitaria Dr. Enrique Tejera desde 2003. Docente de Práctica Quirúrgica del posgrado de Cirugía General- CHET-UC desde 2003. Cirujano del hospital de la Cruz Roja de Valencia (1998-2018), cirujano del Hospital Metropolitano del Norte desde 1997. Libros publicados: *Tiempo de vivir. Tiempo de morir.* Primera edición, 2012. Segunda edición, 2024. *Hybris médica*, 2024. *Manual de laparotomía de urgencia*, 2024. *Historias de la emergencia*, 2024.

SEGUNDA EDICIÓN

En la composición de este libro

se usaron las fuentes tipográficas

Helvetica Neue, Libre Baskerville.

Se imprime a partir del mes de

septiembre de 2024

por el servicio de impresión

por demanda de Amazon KDP

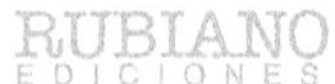